# 음악 치료 기술

## MUSIC THERAPY TECHNIQUES
### Human oriented

**2**



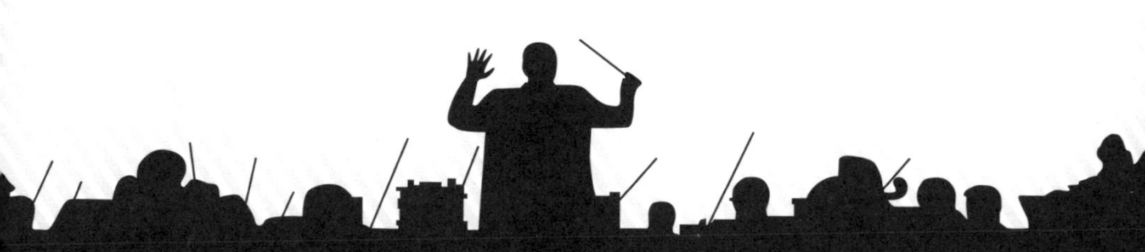

지식공감

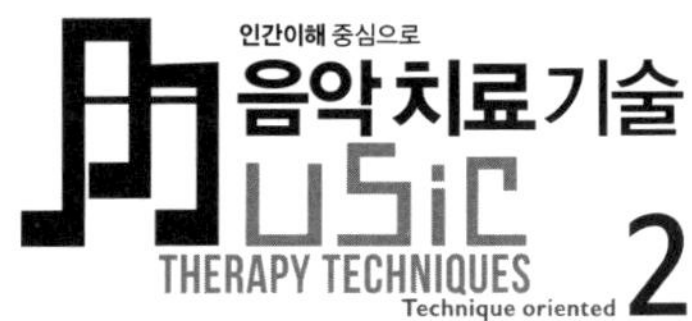



| | |
|---|---|
| 초판 1쇄 | 2014년 11월 20일 |
| 지은이 | 김성기, 김현정 |
| 발행인 | 김재홍 |
| 디자인 | 박상아, 고은비 |
| 교정·교열 | 안리라 |
| 마케팅 | 이연실 |
| 발행처 | 도서출판 지식공감 |
| 등록번호 | 제396-2012-000018호 |
| 주소 | 경기도 고양시 일산동구 견달산로225번길 112 |
| 전화 | 02-3141-2700 |
| 팩스 | 02-322-3089 |
| 홈페이지 | www.bookdaum.com |
| 가격 | 15,000원 |
| ISBN | 979-11-5622-051-0  14510 |
| | 979-11-5622-049-7  14510  (세트) |
| CIP제어번호 | CIP2014030743 |

이 도서의 국립중앙도서관 출판시 도서목록(CIP)은 e-CIP 홈페이지(http://www.nl.go.kr/ecip)에서 이용하실 수 있습니다.

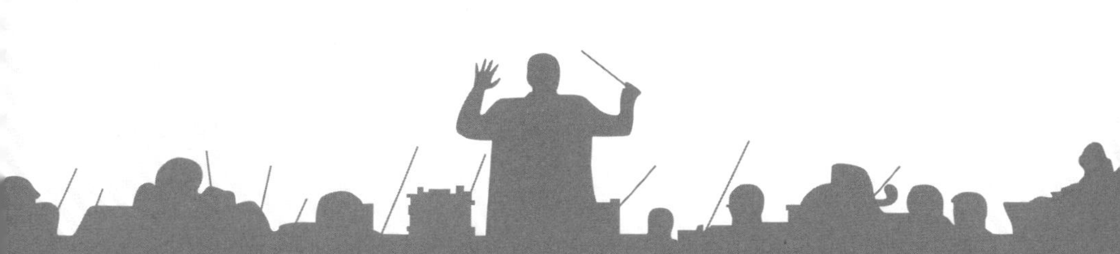

인간이해 중심으로

# 음악 치료 기술

## MuSiC THERAPY TECHNIQUES
### Human oriented

**2**

# 음악치료 기술

## -인간이해 중심으로-

Music Therapy

# 서문

처음 보는 사람들과 통성명을 할 때면 자연스럽게 직업에 대해서도 질문이 오가게 된다. 직업에 대한 질문에 '음악치료사'라고 대답하면 상대방의 반응은 일반적으로 다음과 같다.
"저도 치료해주세요."
"음악으로 어떻게 치료하나요?"
"우울할 때 어떤 음악을 들으면 좋나요?"

현대인들은 치료에 대한 많은 욕구를 가지고 있다. 현대사회에서 인간은 여러 심리 · 정서적, 정신적, 신체적으로 여러 가지 문제를 호소하고 있다. 이는 힐링(Healing), 치료라는 말들이 사회적으로 이슈가 되는 이유기도 하다. 저자가 음악치료사로서 들었던 "저도 치료해주세요."라는 말이, 현대인들의 치료에 대한 욕구와 필요성을 나타내는 일례이다.
그럼에도 불구하고, 아직 음악치료는 일반인들에게 생소한 학문임에 분명하다. 음악치료가 단순히 특정음악을 감상하여 치료가 된다고 생각하는 일반인들이 많다. 누구에게나 적합한 우울에 좋은 음악, 스트레스를 감소시키는 음악 등이 정해져 있고, 이러한 음악을 듣는 것이 음악치료라고 생각하는 일반인들이 아직도 적지 않다.

이 책에서는 음악치료에 대해 인간이해 중심으로 다루어져있다. 정신분석, 인본주의 등을 모델로 한 전통적인 음악치료 모델은 물론이고, 비교적 근간인 형태(Gestalt) 음악치료와 국내에는 아직 소개되지 않았지만 유럽 등지에서 최근 부각되고 있는 형태론(Morphologie)을 바탕으로 치료에 접목한 형태론적(Morphologische) 음악치료까지 전통에서부터 현대까지 치료 철학을 다루었다. 각 치료의 인간관과 치료목적, 치료방법 등 단계적이고 논리적 이해를 가지도록 체계적으로 구성하였다.

최근 치료의 추세는 통합적으로 흐르고 있다. 예를 들어, 과거에는 정신분석학자들이 정신분석 철학만으로 내담자와 접근하였다면 현대에는 정신분석을 기반으로 한 치료사들도 행동주의 기법을 차용하는 등, 치료 현장에서 각 철학의 경계가 모호해지고 있다. 즉, 치료사들은 자신의 치료철학을 기반으로 하되, 다양한 치료철학을 이해하고 연구하여야 할 필요가 있다. 독자들은 이 책을 통해 각 치료철학을 이해하고 활용할 수 있기를 바란다.

이 책을 통해 음악치료사와 음악치료학도는 물론이고, '음악으로 어떻게 치료하는지' 궁금한 일반인들에게도 음악치료에 대해 이해할 수 있도록, 가능한 쉬운 말로 쓰려고 노력하였다.  모쪼록 이 책이 음악치료사와 음악치료학도, 음악치료에 관심있는 일반인들에게 도움이 되기를 간절히 바라는 마음이다. 끝으로 출간에 도움을 주신 분들과 지식공감 관계자 여러분께 감사를 드린다.

2014년 11월 다부리에서
저자 김성기 · 김현정

# 분석적 음악치료

## Analytical Music Therapy

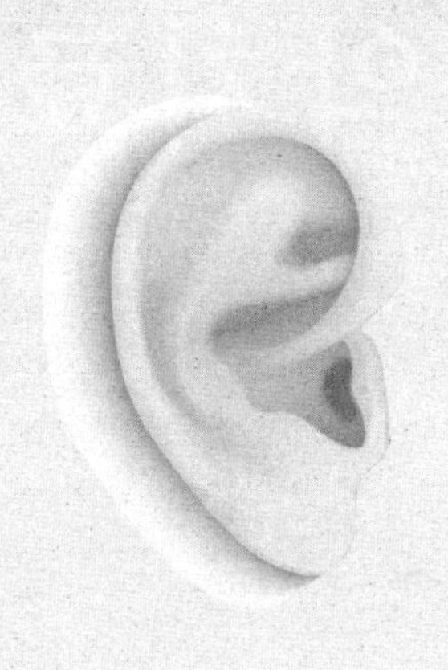

AMT(Analytical Music Therapy, 분석적 음악치료)는 Freud의 정신분석이론에 뿌리를 두지만, 다양한 심리학적 이론과 관점에 토대를 두고 있다. 이는 Freud, Jung, Adler, Melanie Klein을 위시한 대상관계 이론에 관계하는 심리이론가들, 심지어 인간중심치료를 표방하는 Rogers 등과 관계를 맺고 있다는 말이다. 현대 정신분석에는 다양한 이론이 존재하므로, 어떤 한 이론이 우위에 있다고 주장할 수는 없다. 그리고 이들의 이론은 완성이 아니라 끊임없이 상호작용하며 발전하고 있다. 따라서 음악치료는 하나의 기법으로만 중재에 나서는 것이 아니라, 내담자를 효과적으로 돕는 데 있어 필요하다면 각각의 기법들의 융합을 꾀하여 실행되는 것이 바람직하다고 할 수 있다. Juliet Alvin은 인간의 행동이 성격 구조의 역동적 상호작용에서 기인하며, 이러한 역동들이 현재의 대인관계와 개인으로서의 기능에 영향을 미친다고 보는 기존의 정신역동적 개념에, 음악 또는 음악적 환경을 연관 지어 치료의 변화를 유도하는 정신역동적 음악치료를 개발하였다. Mary Priestley는 Alvin의 정신분석적 접근과 자유즉흥연주기법을 발전시켜 AMT를 개발하였다. 여기서 정신분석에 기반을 둔 이론들을 볼 때 주의할 점이 있다. 인간의 고유한 무의식적 사고와 욕구가 의식적 사고와의 갈등을 통해 발생한 감정적 혹은 정서적 문제를 의식과 무의식의 자각을 통해 성격구조를 수정하는 '정신역동(psychodynamics)'이나, 혹은 중재를 위한 관계, 그리고 이 관계를 통해 드러난 내담자의 무의식적 동기, 중재자와 내담자 간의 전이와 역전이 현상, 내담자의 저항, 억압, 합리화 등의 방어기제들, 과거의 재경험, 그리고 이를 통한 과거의 문제점을 직면, 경우에 따라서 퇴행 등을 다루는 '정신분석(psychoanalytic)'이라는 말을 접하게 된다. 이 둘은 기본적으로 같은 뿌리에서 시작하지만 정신역동의 경우 대체로 지금-여기에서 전이, 저항 등을 다루며 내담자의 유동적인 욕망, 감정, 방어기제, 욕구 등을 기초로 한 의식과 잠재의식, 그리고 내담자와 중재자 간의 유동적 관계를 다룬다. 반면 정신분석은 정신역동을 넘어 무의식과 과거를 재경험, 재구성(reconstruction)하고, 경우에 따라 치료적 퇴행(regression)을 통해 비이성적인 단계까지 다룬다. 또한 고전적 정신분석과 대상관계이론에 바탕을 둔 정신분석은 개인의 무의식적 갈등을 다루는지, 아니면 초기의 마주하는 대상과의 관계를 다루는지에 따라 구별이 된다. 이러한 구별은 당연히, 증상에 대한 올바른 이해와 이를 기반으로 증상으로부터 효과적인 해방을 돕기 위해서 존재할 것이다. 하지만 이러한 구별이 효과적인 중재를 위해서 걸림돌이 되어서는 안 될 것이다. 이러한 상황은 음악치료의 영역에서 일어나는데, 김진아에 따르면 AMT는 유럽에서는 대체로 정신역동적 음악치료, 미국에서는 음악심리치료라고 불리고 있으며, 음악심리치료와 정신역동적 음악치료란 용어를 대체로 동의어로 사용하는 경우가 많다고 했다. 그러면서 여기에는 의미상 차이를 내포하고 있음을 지적한다. 즉, 음악심리치료라 하면 음악을 사용하는 심리치료라는 뜻이 되며, 정신역동적 혹은 정신분석적 음악치료라 하면 정신역동 또는 정신분석의 영향을 받은 음악치료란 뜻이 된다. 하지만 실제 중재 session에서 이러한 구분은 그리 명확하지 않다. 왜냐하면 중재 session은 내담자에게 도움이 되는 것이 중요하지, 이론적 구분이 중요하지는 않기 때문이다. 특히 즉흥연주에서는 이 두 영역은 상호관계 속에 있게 되기 때문에 구분은 모호해진다. 그러나 효과적인 중재를 위해서 여러 정신분석을 기반으로 하는 다양한 이론들의 특징은 무시되어서는 안 되고, 오히려 깊은 이해가 선행되어야 할 것이다.

# 1. 정신분석(Psychoanalysis)

Freud는 인간의 심리적 영역을 현재 각성하고 있는 영역인 '의식'과 개인이 자각하지 못하는 숨겨진 영역인 '무의식', 그리고 의식과 무의식의 중간, 그러니까 조금만 노력하면 의식으로 떠올릴 수 있는 생각이나 감정인 '전의식'으로 나눈다. 이를 기초로 정신분석에서는 인간이 비이성적이고 때로는 무의식적 동기에 의해 영향을 받는 존재라 이해한다. 이러한 이해로 인간이 겪는 심리적 문제는 아무런 이유 없이 나타나는 것이 아니라, 어떤 원인이 있다는 이해가 가능하게 된다. 이러한 인간의 본능이자 충동인 무의식적 요인은 더 나아가 인간의 행동을 결정한다. 따라서 정신분석적 중재에서는 원인이 사라져야 결과가 사라지게 된다. 이를 위해 현재의 현상에 대한 분석을 통해 무의식적 동기에 관심을 갖고 무의식을 의식화하는 방법들이 사용된다. 즉, 문제가 되는 증상에 관계하는 무의식에 대한 이해를 얻음으로써, 증상의 완화를 목표로 한다. 그리하여 중재는 주로 어린 시절의 부모와의 관계에서 일어난 갈등이나, 애정결핍 그리고 억압된 감정을 정리하고 정화시키는 과정을 통하여 이루어진다.

어린 시절 경험은 성격 형성의 핵심이 되며 인생의 전반에 걸쳐 영향을 미치는 요인이 된다. 여기서 성격은 원초아(Id), 자아(Ego) 그리고 초자아(Superego)로 구성되는데, 쾌락원리에 따르는 원초아는 극히 본능적 그리고 생물적 충족만을 추구하지만, 약 2세부터는 자아가 분화되면서 현실원리에 입각해서 자아의 욕구를 만족시키거나 긴장을 감소시킬 대상을 발견할 때까지 현실원리에 의해 에너지 방출을 억제한다. 이 과정에서 자아는 본능적 충동을 조절하는 것을 배운다. 약 4세가 되면 초자아가 발달되는데 이는 부모 혹은 외부세계로부터 배운 도덕과 윤리 그리고 평가기준 등을 습득한다. 이 과정에서 본인의 사고와 행동에 대한 갈등을 경험하기도 하고, 감정과 의식에 대한 재평가, 보상 혹은 처벌을 경험하면서 본인의 가치관을 정립해 간다. 그리고 갈등에서 비롯된 불안으로부터 자신을 보호하기 위해 다양한 방어기제를 사용한다. 그런데 이 방어기제가 무분별하고 충동적으로 사용될 때는 병리적이 된다.

## 성격발달 단계

Freud의 성격발달을 단계별로 정리하였는데 여기서 성격 구조(원초아, 자아, 초자아)가 각기 다른 수준(의식, 전의식, 무의식)에서 그 기능을 담당한다. 각 단계에서 영아는 욕구 만족을 충분히 얻을 수 있어야만 다음 단계로 발달이 이루어진다. 하지만 만일 충분한 만족을 얻지 못해서 욕구 불만이 생기거나, 또는 만족을 얻는 쾌감에 지나치게 몰두하면 다음 단계로 넘어가지 못하는 고착(fixation)이 발생한다.

욕구 불만이나 몰두 경향 정도에 따라서 각 단계마다 특징적인 성격 유형이 형성된다.

1) **구강기**(Oral stage) – 0세부터 1.5세까지 리비도가 입술 주변에 집중되어 성적인 욕구를 충족하게 된다. 이때 유아는 구강기적 욕구충족의 대상인 어머니의 젖가슴에 애착을 느끼게 된다. 만일 욕구가 충족되지 않았거나 욕구충족에 지나치게 몰두한다면, 발달에 장애가 되는 고착이 나타나게 될 것이고, 이는 성장 후의 성격에 영향을 미치게 된다. 구강기에 고착이 되면, 성장한 후 입술이나 손가락 빨기, 손가락 깨물기, 음식이 곧 사라져 버릴 것 같은 걱정이 생겨 게걸스럽게 빨리 먹거나 지나치게 많이 먹기 등의 행동이 나타난다. 이러한 행동과 관계해서 과음, 과도한 흡연 등의 특성들이 나타나기도 한다. 하지만 심각한 정서장애와 관련되는 경우 성적 도착증, 신경증, 정신분열증 환자의 과대망상 등이 나타난다. 과대망상증의 환자 중에는 자신이 신이라고 생각하는 경우가 있는데, 이는 영아기의 자기도취, 자기애와 관련되어 있다. 즉 일차적인 나르시시즘의 상태로 완전하게 퇴행한 것으로, 자기 자신에게만 관심이 쏠려 있는 경우이다.

2) **항문기**(Anal stage) – 1.5세에서 3세까지의 시기이며, 리비도가 항문 부위에 집중되어 유아의 관심이 항문으로 집중한다. 이 시기에 부모가 배변 훈련을 시킬 때 유아에게 보이는 감정이나 태도, 반응들은 유아의 인격을 형성하는 데 매우 중요한 역할을 한다. 이 시기에 유아는 배설과 관련된 대장괄약근과 방광의 근육을 자신의 의사에 의해 조절할 수 있게 되어, 대소변 통제를 할 수 있게 된다. 이 과정에서 대소변을 어느 정도 참고 보유할 수 있게 되고, 자신이 원할 때 방출할

수도 있게 된다. 또한 유아는 자신의 배설물에 관심을 가지기 때문에 보고 만지며 가지고 놀려고 한다.

부모에 의한 배변훈련에서 유아는 두 가지 측면에서 고착이 발생될 수 있다. 여기서 지나친 부모의 통제와 훈련에 대해 유아는 저항방식으로 일부러 통제훈련에 참여하지 않으며 자기 자신을 더럽히고 물건을 낭비하며 어지럽히는 무질서, 무책임의 성향 혹은 그 정반대로 유아가 부모의 지나친 요구에 대해 저항할 수 없는 경우에는 부모의 요구에 응하기 위해 청결, 질서, 신뢰에 대해 지나치게 관심을 갖고, 청결을 유지하고 싶어 하는 강박증, 의심증 등의 성격 특성을 형성하게 된다. 이러한 성격의 소유자들은 부모의 권위에 복종하는 듯 보이지만 사실 강한 분노와 적대감을 가지고 있다. 또한 부모로 인하여 항문기적 욕구를 만족하지 못한(배설물을 가지고 놀지 못함) 것에서 기인한 항문기적 욕구의 추구가 보유에 대한 지나친 욕구를 갖게 할 수도 있다. 이는 나중에 지나치게 검소하고 인색한 구두쇠와 같은 성격이 된다. 부모가 대소변 훈련을 적절하게 시켜 주면, 아동은 용변을 보는 것이 대단히 중요한 행동이라고 생각하게 되고, 이는 성장 후 생산성, 창의성과 관련된다.


3) **남근기**(phallic stage) – 약 3세에서 5까지로 리비도가 성기에 집중하는데, 오이디푸스 콤플렉스(Ödipus complex)와 엘렉트라 콤플렉스(Electra complex)로 대변된다.

남아의 경우 자신의 성기에 관심이 생기면서 어머니를 성적인 애정의 대상으로 생각하고 접근하려는 욕망인 오이디푸스 콤플렉스를 갖게 된다. 이때 아버지는 애정의 경쟁자이고, 이기고 싶은 대상이다. 그러나 자신의 욕망이 부적절하며 어머니에게 적임자는 아버지임을 알게 된다. 그러면서 남아에게는 아버지와 대립하였던 자신을 아버지가 눈치챘다면 자신의 남근을 거세하지 않을까 하는 거세불안(castration anxiety)이 발생한다. 그리고 아버지에 대한 질투와 더불어 자신이 아버지를 사랑하고 필요로 한다는 사실도 알게 된다. 그리하여 억압, 동일시라는 방어기제를 사용하여 오이디푸스적인 갈등을 극복한다. 즉, 억압을 통해 근친상간적 욕구를 막고, 아버지에 대한 동일시를 증가시켜서 아버지와의 경쟁심을 극복한다. 이러한 동일시의 과정은 남아가 적절한 남성적 역할을 습득하는 것을 도와주고, 아버지의 도덕률과 가치체계를 내면화하면서 초자아의 발달을 가져온다.

여아는 엘렉트라 콤플렉스를 경험한다. 아버지를 이성으로 사랑하지만, 어머니가 바로 아버지의 파트너이며 자신은 사랑의 대상인 아버지를 독점할 권리가 없음을 깨달으면서, 어머니에 대해 경쟁적인 태도를 갖게 된다. 그러나 여아는 남근이 없기 때문에 거세의 두려움이 없는 대신 남근선망(penis envy)을 갖는 동시에 열등감을 갖게 된다. 따라서 여아는 오이디푸스적인 감정으로부터 자신을 방어하려는 동기는 약하다고 보여지나 결국은 해결하고, 남아보다는 약한 초자아를 발달시켜 나간다. 이 시기에 고착되면 과시적이고 공격적인 남근기적 성격 소유자가 된다.

4) **잠복기**(latency stage) - 5세 이후 사춘기 이전인 11세까지의 시기로, 성적 관심과 욕구가 무의식 속에 오이디푸스적인 방어기제인 억압이 강하게 작용하는 상태이다. 이때는 구강기, 항문기까지의 기억도 거의 잊을 정도로 철저하게 억압된다. 하지만 내부의 욕망 에너지가 사라진 것은 아니고, 사회생활에 사용하여 친구 교류, 운동, 게임 등을 즐기며 지적 탐색에 몰두하게 된다. 그리하여 문화적으로 가치 있는 기술을 학습하고, 사회 속에서 자기의 역할을 배우며 논리적으로 사고하여 타인의 입장도 고려할 수 있게 된다. 그리고 이 잠복기 동안에 유아는 침착성과 자기 통제를 새롭게 소유하게 된다.

5) **생식기**(genital stage) - 11세 이후로 생물학적 성장과 더불어 성적 에너지가 다시 분출되는 시기이다. 이전 단계에서 무의식에 억압되었던 성적 욕구들이 의식세계로 전환되며 그러한 욕구를 현실적으로 실현할 수 있다. Freud는 이 시기에 부모로부터 자유로워지는 것이 중요한 과제라고 제시했다. 이는 남아의 경우 어머니와 연결된 오이디푸스적 갈등을 끊고, 경쟁자로서의 아버지로부터 자유로워질 수 있게 되는 것이다. 여아의 경우도 마찬가지로 어머니로부터 자유로워짐으로써 자기 나름의 삶을 확고히 해 나가는 것이 필요하다. Freud는 잠복기 이전까지를 '유아 성욕기(infantile sexualism)'라고 하고, 사춘기 이후를 '이성애착기(heterosexulaism)'라고 했는데, 이성애착기까지 고착 현상을 보이지 않고 원만한 발달을 이룩한 사람은 이타적이고 성숙한 성격의 소유자가 된다. 이러한 특징은 생식기적 성격(genital character)의 특징이

기도 하다. 생식기에서 생기는 성적 에너지를 적절하고 원만하게 처리하지 못한 경우, 이성과의 성숙된 사랑을 할 수 없고 원만한 관계를 가질 수 없게 된다. 또한 이성에 대해서 적응하지 못하며, 권위에 반항심이 생긴다.

## 방어기제

본능적으로 욕구가 해소되지 않으면 불안이 생기고, 이 불안이 닥쳤을 때 외적인 환경의 변화로 해소되지 못하면, 자신을 보호하는 차원에서 방어기제가 발동되는데, 장애는 이러한 불안과 방어기제의 무분별한 작동에 따라 증상이 나타난다. 방어기제는 다음과 같다.

① **고착**(fixation) : 어떤 stress에 직면할 때 인격 발달과정이 중단된 상태를 말한다.

② 공상(fantasy) : 현실에서 이룰 수 없는 소원, 욕구를 상상 속에서 만족시키는 것으로 백일몽이라고도 한다.

③ 동일시(identification) : 자아와 초자아의 건강한 성장을 결정해주는 데 중요한 정신기제이다. 동일시가 잘 일어나게 하려면 계속적인 강화가 필요하다.

④ 대치(substitution) : 욕구 불만으로 생긴 긴장을 감소시키기 위하여 원래 대상과 비슷한 다른 대상으로 만족하는 기제. 따라서 정신과 증상들이란 대치나 상징화에 의한 만족을 나타낸 결과이기도 하다.

⑤ 반동형성(reaction－formation) : 용납할 수 없는 감정이나 충동 또는 성향과 정반대로 행동하는 정신기제이다. 예를 들면 어떤 사람이 미워서 죽기를 바란다면, 반대로 매우 예의바르게 걱정해주고 관심을 준다든지 공포의 대상을 오히려 가까이 하는 것이다.

⑥ 보상(compensation) : 열등감을 다른 것, 예를 들어 공격성을 활성화시켜 보충하려 하는 것이다.

⑦ 부정(denial) : 현실을 부정해서 그로 인한 불안을 회피함으로써 편안한 상태를 유지하려는 기제이다. 자아기능을 분리시킴으로써 나타난다.

⑧ 분리(isolation) : 고통스러운 생각이나 기억을 그에 수반된 감정상태와 분리시키는 것이다. 예를 들어 화난 일을 말하면서도 그 분노의 감정을 못 느낀다.

⑨ 불안(anxiety) : 명확한 대상이 없이 두려움을 느끼는 것으로 원초아-자아-초자아들 간의 무의식적인 갈등에서 생긴다. 불안은 무엇인가를 하기 위해 동기화시키는 긴장 상태이기도 하고, 억압된 무의식적 욕구가 의식 속으로 침투할 때 위험에 대하여 자아에게 경고하는 신호로 작용한다. 즉, 자아가 현실을 지각하여 두려움을 느끼는 현실적 불안은 실제적 위험에서 우리를 보호한다. 불안의 정도는 실제 위험에 대한 두려움의 정도와 비례하는데, 현실적 불안은 기본적으로 공포와 같으며, 위험을 피하기 위해 무엇인가 해야 함을 경고한다. 현실을 고려하여 작동하는 자아와 본능의 갈등에서 비롯된 신경증적 불안은 원초아에 의해 충동적으로 표출된 행동이 처벌되지 않을까 하는 무의식적 두려움이다. 자아가 원초

아로 부터 본능적 위협을 감지하면 우리는 언제나 불안을 느낀다. 원초아와 초자아 간의 갈등에서 비롯된 도덕적 불안은 본질적으로 자신의 양심에 대한 두려움이다. 즉, 도덕적 불안은 자신의 행동이 도덕적 기준에서 위배된 생각이나 행동을 했을 경우 생기는 불안이다.

⑩ 상징화(symbolization) : 어떤 사람이나 사물에 따른 감정적 가치를 어떤 상징적 표현으로 전치키는 것이다.

⑪ 상환(restitution) : 죄책감으로부터 벗어나려는 기제이다.

⑫ 승화(sublimation) : 사회적으로 용납되지 않은 충동에 대해 억압이 충분히 작용하지 못할 때, 그 충동 에너지를 변형시켜 사회적으로 용납되는 건설적이고 유익한 목적을 위해 표현되게 하는 기제이다.

⑬ 자신에게 향함(turning against the Self) : 자기가 사랑하는 사람에게 공격적 충동이 생길 때 이를 자신에게 돌려 자해하는 것으로, 공격 대상을 내면화하고 이를 처벌한다.

⑭ 저항(resistance) : 행동 혹은 태도를 말하는데, 무의식의 내용을 의식화할 때 심층에서 이 의식화를 방해하는 기제를 말한다.

⑮ 전이(transference) : 내담자가 자신의 과거의 의미 있는 관계를 배경으로, 그 대상에게 느꼈던 감정을 치료사나 타 그룹 원으로 옮기는 무의식적 기제이다.

⑯ 전치(displacement) : 정서적 감정이 원래 대상에서 다른 대상을 향해 표현된다.

⑰ 억제(suppression) : 받아들이고 싶지 않은 욕구나 기억을 의식적으로 잊으려고 노력하는 것을 말한다.

⑱ 억압(repression) : 수용하기 어렵거나 두려운 무의식적 내용을 의식으로 표출하지 않고 무의식의 세계에 머무르게 하려는 기제이다.

⑲ 합리화(rationalization) : 용납할 수 없는 충동이나 행동에 대해 의식적, 사회적으로 용납되는 그럴듯한 설명이나 이유를 대는 무의식적 기제이다.

⑳ 해리(dissociation) : 부분들 간에 의사소통이 잘 이루어지지 않을 때, 괴롭고 갈등을 느끼는 인격의 일부분을 인격의 다른 부분과 분리시키는 기제이다.

㉑ 투사(projection) : 용납할 수 없는 자신의 문제나 결점이 자기 외부에 있는 것으로 생각하는 기제이다.

㉒ 퇴행(regression) : 불안에 대해 평정을 유지하기 위해 그 이전의 어린 단계로 되돌아가는 것이다. 그 당시의 감정이나 행동이 재생된다.


## 중재

중재의 목표는 무의식을 의식화하여 개인의 성격 구조를 수정하고 자아를 강화시켜, 행동이 본능의 욕구보다는 현실에 바탕을 두도록 돕는다. 이를 위해서 중재자는 과거의 경험과 그때그때의 감정들을 거리낌 없이 자유롭게 털어놓도록 격려하고, 내담자의 과거와 관련해서 내담자의 현재 행동 배후에 숨어 있는 의미를 해석해야 하며, 이를 위해서 중재자는 내담자와 전이관계를 형성해야 한다. 반면 내담자는 중재자와 자신의 문제를 명료화하고 수용하며, 문제의 원인을 이해하고,

현재의 대인관계와 과거의 문제를 통합한다. 중재 기법으로는 다음과 같은 것들이 있다.

1) 자유연상 : 내담자가 억압한 무의식에 숨겨진 진실을 찾기 위해 내담자에게 검열이나 비판 없이 떠오르는 내용은 무엇이든 표현하게 한다. 하나하나의 내용은 무의미할 수 있으나, 연상을 통해 표현된 무의미한 여러 가지 내용이 함께 조각조각 맞추어질 때 의미를 갖게 된다.

2) 꿈 분석 : 수면 중에 자아의 느슨한 작용으로 억압의 감소가 일어남으로 꿈을 통해 소망충족을 나타날 수 있다. 따라서 꿈을 분석하면서 원초아의 억압된 충동과 자아의 방어적 조작을 이해할 수 있게 된다.

3) 정화(Catharsis) : 고통스러운 기억과 연결되는, 방출되지 못한 다량의 정서를 밖으로 발산시켜 심리적 안정을 꾀하는 기제이다. 방출되지 못한 정서에 대한 정화적 소산(消散)과 함께 망각된 사건들을 회상할 때 명료화가 이루어진다.

4) 전이(transference)와 역전이(counter transference) : 정신분석의 목표는 내담자로 하여금 불안을 유발하는 억압된 충동을 자각하게 하는 것이다. 이를 위해 정신분석자는 중재 과정에서 내담자로 하여금 억압되어 무의식에 묻어 두었던 감정, 신념, 욕망을 자기도 모르게 중재자에게 표

현하는 현상인 '전이'를 유도하고, 그 전이를 해결하는 작업을 수행한
다. 여기서 중재자가 내담자에게 일으키는 전이 현상인 '역전이'를 하
고 있는 것을 이해하지 못한다면 효과적인 중재가 이루어질 수 없다.
즉, 역전이는 불안과 특정 갈등에 기초한 내담자에 대한 중재자의 반
응이다. 이러한 역전이 때문에 중재자의 미숙한 자기자각은 중재에 영
향을 미칠 수 있다. 따라서 효과적인 상담을 위해, 중재자는 객관적이
어야 한다. 내담자는 중재자에게 감정을 전이함으로써, 현재의 어려
움을 야기시키는 초기의 인생 갈등을 정서적으로 다시 경험할 수 있
다. 따라서 전이는 이전의 반복일 뿐만 아니라 새로운 관계체험으로
이해된다.


 5) **해석** : 내담자가 자신이 지금까지 사용해온 방어기제와 저항에
대한 자료들을 보고 의미를 깨닫도록 하는 중재자의 시도이다.

# 2. 분석심리학(Analytic Psychology)

Carl G. Jung에게서 인간은 지속적이고 창조적인 발달을 그리고, 전체성과 안전성을 추구하는 존재로 이해되고, 이러한 인간에 대한 분석은 주관적 체험과 현상에 기초한다. Jung은 타고난 생각이나 기억으로, 개인이 어떤 방식으로 자신이 접하는 세계를 지각하고, 경험하고, 반응하는, 즉 자각과 정서 그리고 행동에 대한 생득적인 정신적 소인을 원형이라 한다. 그리고 인간은 보편적으로 문화나 민족에 따라 다소 다르지만 집단무의식을 통해 기본적인 정신이 유전된다고 보는데, 이 집단무의식에는 페르소나, 그림자, 아니마와 아니무스, 자기 등 다양한 원형이 있다. 따라서 중재에 있어 나를 이해하고 실현시키는 작업은 인간의 뿌리인 다양한 원형을 이해하고 파악하는 작업이다.

Jung에게 인간의 성격발달의 목표는 개성화 혹은 자기실현이다. 개인의 자기실현은 자신에 대한 정확한 지각과 미래의 계획 및 목표를 수반한다. 개성화 과정은 개인의 심리적 유형과 관련해서 인생의 전반기에는 분화를 통해 이루어지고 인생의 후반기에는 통합을 통해 진행된다. 즉, 전체로서 집단무의식을 갖고 태어난 개인은 인생의 초기에 모든 의식과 무의식의 주인인 자기(self)라고도 하는 원형에서 분화된 자아가 인생 중반까지 발달하다가, 다시 자아가 자기에게 통합되는 과정이 인생 중반 이후에 이루어진다. 따라서 자기는 전체로서 인간 성격의 조화와 통합을 위해 노력하는 원형이다. 여기서 우리는 분화와 통합의 과정을 통해 성격발달이 이루어지는 단계별 특징을 이해해야 한다.

## 정신구조

Jung이 정신의 구조를 의식과 무의식으로 구분한 것은 Freud와 비슷하지만, 무의식을 이해함에 있어서는 개인무의식과 집단무의식으로 구분하였다. 여기서 개인무의식은 Freud가 제안한 무의식과 유사한 개념이고, 의식과 무의식이 합해진 자기(self) 또는 원형이기도 한 집단무의식은 Jung이 독창적으로 주장한 개념이다.

1) **의식** : 의식은 자기 자체, 자기존재에 대한 인식을 통해, 일련의 기억에 의해서 형성된다. 무의식의 내용을 의식함으로써 의식은 그의 시야를 넓혀 간다.

2) **개인무의식**

개인무의식은 의식에 인접해 있는 부분으로, 쉽게 의식화될 수 있는 개인의 과거 경험에 기초한 망각된 경험[1]이나 감각경험으로 구성된 저장소이다. 에너지가 너무 약하기 때문에 의식에 도달할 수 없거나, 또는 의식에 머물 수 없는 경험은 모두 개인무의식에 저장된다. 이러한 점에서 개인무의식은 Freud의 전의식과 유사한 개념이지만 무의식까

---

1  개인무의식은 의식되었지만 그 내용이 중요하지 않거나 고통스러운 것이기 때문에 망각된다.

지 포함한 개념이다.

### 3) 집단무의식

집단 무의식은 직접적으로 의식화되지는 않지만 사람들이 역사와 문화를 통해 공유해 온 모든 정신적 자료의 저장소이다. 따라서 인류 역사를 통해 물려받아 우리의 행동에 영향을 주는 수많은 원형으로 구성되어 있다.

### 4) 정신에너지

우리의 내부에서는 지각, 감각, 사고, 소망 등 심리적 활동에 역동적으로 작용하는 정신에너지인 리비도가 있다. 정신은 신체에 영향을 주고 신체는 정신에 영향을 준다. 이러한 정신 에너지는 무엇인가를 표현하려고 끊임없이 노력한다. 그리고 우리는 각자 다른 경험을 하며 자아의 활동으로 독특한 자신을 실현시키려는 작업을 수행한다.

#### ① 대립(opposition)원리

신체에너지 내에 반대되는 힘이 대립 혹은 양극성으로 존재하여 갈등을 야기하며, 이러한 갈등이 일차적으로 정신에너지를 생성하는 데 필요하다. 따라서 갈등이 없으면 에너지가 없으며 인생도 없다. 예를 들어 개인의 사랑과 증오는 정신 내에 존재하면서 행동으로 표현을 추구하며, 긴장과 새로운 에너지를 창조한다. 따라서 양극성들 간에 갈등이 커질수록 에너지는 더 많이 생성된다.

② 등가(equivalence)원리

Jung은 열역학 법칙인 에너지 보존 원리를 정신적 기능에 적용하였다. 그럼으로써 어떤 조건을 생성하는 데 사용된 에너지는 상실되지 않고 성격의 다른 부분으로 전환되어, 성격 내에서 에너지의 계속되는 재분배가 이루어진다는 등가 원리를 가정하였다. 그러므로 어떤 특별한 영역에서 정신 가치가 약해지거나 사라지면, 그러한 에너지는 정신 내에 다른 영역으로 전환된다. 예를 들어 각성 시, 의식 활동을 위해 사용하는 정신에너지는 수면 시에 꿈으로 전환된다.

③ 균형(entropy)원리

물리학에서 균형 원리는 에너지 차이의 평형을 의미한다.[2] Jung은 이러한 열역학 원리를 정신에너지에 적용하여 성격 내에 균형 혹은 평형에 대한 경향성이 있다는 균형 원리를 제안하였다. 만약 두 가지 욕망이 정신가치에서 크게 다르다면, 에너지는 보다 강한 욕망에서 약한 욕망으로 흐를 것이다. 이상적으로, 성격은 모든 측면에서 정신에너지의 동등한 분배를 가지지만, 이러한 이상적 상태는 결코 성취되지 않는다. 만약 완전한 균형 혹은 평형이 달성되면, 성격은 전혀 정신에너지를 갖지 못할 것이다. 왜냐하면 대립원리가 정신에너지를 생성하기 위해서 갈등을 요구하기 때문이다.

---

2  예를 들면, 뜨거운 대상과 차가운 대상이 접촉하면 열은 같은 온도로 평형 상태가 될 때까지 뜨거운 대상에서 차가운 대상으로 이동한다.

## 5) 원형

원형이란 집단무의식을 구성하고 있는 정신적 소인을 말하는데, 내용이 아닌 형태를 가진 이미지나 심상으로써, 우리는 이를 상징이라고 한다. 이 상징은 원형의 외적 표현이다.[3] 이러한 상징은 꿈, 신화, 동화, 예술 등을 통해서만 표현된다. 기표처럼 원형의 수는 무수히 많을 수 있다.

대표적인 원형들은 다음과 같다.


### ① 페르소나(persona)

환경의 요구에 조화를 이루려고 적응하는 것을 말한다. 사회적 요구들에 대한 반응으로서, 다른 사람과 관계하면서 좋은 인상을 주거나 자신을 은폐시키는 지극히 사무적인 얼굴이다. 일반적으로 페르소나가 내면의 자기(self)와 너무 불일치하면 표리부동한 이중적인 성격으로 사회적 적응에 곤란을 겪게 된다.


### ② 아니마(anima)와 아니무스(animus)

Jung은 인간이 태어날 때 본질적으로 양성을 가지고 태어났다고 이해한다. 남성 내부의 여성성을 아니마라고 하고, 여성 내부의 남성성을 아니무스라고 한다. 남성성의 속성은 이성(logos)이고 여성성의 속성은 사랑(eros)이다. 따라서 인간은 누구나 이성과 사랑을 겸비하고 있다고 볼 수 있다. 성숙된 인간이 되기 위해서 남자는 내부에 잠재해 있는

---

3  예를 들면, 신, 악마, 부모, 대모, 현자, 사기꾼, 영웅, 지도자 등 사람들이 삶을 영위하면서 형성해 온 수없이 많은 원초적 이미지가 원형이다.

여성성, 즉 사랑을 이해하고 개발해야 한다. 반면 여자는 내부에 있는 남성성, 즉 이성을 이해하고 개발하는 것이 필요하다.

③ 그림자(shadow)

의식에서 억압되어 무의식에 있는 자료나 인간의 원초적인 동물적 욕망을 말하는데, 대체로 사회적인 기준에 따라 의식화될 기회의 상실로 미분화된 채로 있는 원형을 말한다. 부정적인 측면이 있기는 하지만 또한 생명력, 자발성, 창조성의 원천이 되기도 하여 긍정적인 측면도 동시에 가지고 있다. 인간의 긍정적인 또는 부정적인 양면성을 반영한다. 그림자는 인간정신 분화의 산물이며 인격 발전의 필연적 요소이다. 의식이 미분화된 유아기의 그림자는 상대적으로 희미하며 자아의 의식성이 뚜렷해질수록 그림자가 확실해진다.

(가) 그림자원형 : 개인적 그림자와 달리 투사 대상에 심각한 감정반응이 일어난다. 누구나 원형적 특징을 가지고 있으나 개체의 의식을 어느 정도 지배하고 있으며, 의식이 그것을 얼마나 통제할 수 있는가에 차이가 있다. 창조적 기능이 억압될 때 파괴적 성격을 띤다. 자아의식이 무의식에 대해 얼마나 관심을 가지고 그림자의 존재를 깨닫고자 노력하느냐에 따라 겉으로 보아 파괴적이며 위험하고 부정적인 작용을 나타내는 그림자가 창조적으로 전환될 수 있을 것이다.

(나) 집단적 그림자 : 공동의 가치 판단 기준에 맞지 않는 것은 공통된 그림자를 무의식 속에서 형성한다. 비슷한 성격의 집단에서 발생한다. 집단적 그림자의 형성은 집단적 편견을 강화시켜, 집단의 결속과 타 집단과의 경쟁을 만들게 된다.

④ **자기**(self) : 모든 의식과 무의식의 주인이자, 이 양극성 사이의 평형점이다. 자기는 다른 정신 체계가 충분히 발달할 때까지 나타나지 않는지만, 생겨난 자기는 전체로서 인간 성격의 조화와 통합을 위해 노력하는 원형이다. 다양한 문화에서 발달된 상징이 이 원형에서 나타난다. 개인의 자기실현은 자신에 대한 정확한 지각과 미래의 계획 및 목표를 수반한다.

## 6) 심리유형

의식은 자아(ego)에 의해 지배되고, 인간은 자아를 통해 자신을 외부에 표현하고 외부 현실을 인식한다. 그리고 자아가 외부 대상에 대해 수동적인가, 능동적인가에 따라 성격태도가 결정된다. 우리 모두는 이러한 능동과 수동 두 가지 성격태도를 가지고 있으며 둘 중 어느 태도가 지배적이냐에 따라 태도가 결정된다. 따라서 능동적인 태도는 외향성(extraversion)을 갖는 의식을 외적 세계 및 타인에게 향하게 하는 성격태도이고 수동적인 태도는 내향성(introversion)을 갖는 의식을 자신의 내적 주관적 세계로 향하게 하는 성격태도를 말한다. Jung이 제안한 정신적 기능의 구성 요소는 사고, 감정, 감각, 직관이다. 이러한 구성 요소는 합리적 차원(사고-감정)과 비합리적 차원(감각-직관)으로 구분된다. 이러한 기능 중 어느 것을 우선적으로 사용하는가에 따라 기본적인 성격이 달라진다. Jung은 이러한 태도와 기능의 조합으로 인하여 8가지 심리적 유형으로 결정된다고 한다(외향적 사고형, 외향적 감정형, 외향적 감각형, 외향적 직관형, 내향적 사고형, 내향적 감정형, 내향적 감각형, 내향적 직관형).

## 중재

중재의 목표는 내담자로 하여금 무의식적으로 작동하는 정신원리를 의식화하고 개성화 과정을 촉진하는 것이다. 그리고 내담자가 자신의 내면의 삶을 탐색함으로써 성격을 확장시켜 나갈 수 있도록 도와주는 것이다.


**• 중재 과정**

**• Jung이 제안한 중재 과정은 4단계로 구분된다.**

① 고백(confession)

내담자의 강렬한 정서의 방출과 Rapport형성을 말한다. 개인사 고백으로 정화를 경험하고, 의식적 및 무의식적 제한된 내용을 중재자와 공유한다. 내담자는 자신의 제한점을 중재자와 나누면서 자신만이 아니라 모든 사람이 약점을 가지고 있다는 점을 자각한다.


② 명료화(elucidation)

개인의 무의식적인 내용을 드러내 내담자가 자신의 문제에 대한 통찰을 얻게 한다. 주로 내담자가 갖는 증상의 의미, 아니마와 아니무스, 그림자, 현재 생활 상황과 고통 등이 명료화된다. 그리고 현재 겪는 정서적 어려움이나 비현실적 생각과 환상이 아동기에 어떻게 시작되었는가에 대한 해석이 이루어지고 이 과정을 통해 문제의 기원에 대해 알게 된다. 여기서 전이와 역전이가 탐색된다.

③ 교육(education)

내담자가 사회적 존재로서 부적응이나 불균형적 삶을 초래한 발달 과정의 문제에 초점이 맞춰진다. 즉, 페르소나와 자기(self)에 초점을 맞춰서 슬기롭게 현실적인 사회 적응을 할 수 있도록 한다.

④ 변형(transformation)

내담자와 중재자 간의 역동적 상호작용을 통해 사회에 대한 적응을 넘어서 자기실현으로 변화가 도모된다. 이 변형 단계의 초점은 내담자의 의식과 무의식을 포함한 전체적 성격의 주인인 자기(self)의 실현을 이루기 위한 과정, 즉 개성화를 지향하는 과정에 맞춰진다.

## • 중재기법

① 꿈 분석 : 의식이 억압되어 무의식에 있는 메시지를 드러내려고 애쓰는 무의식인 꿈은 우리에게 무엇인가를 알리려고 한다. 따라서 꿈을 해석함으로써 무의식의 목소리를 듣고 이해하는 태도가 문제를 해결하는 데 필요하다. 또 꿈을 파악하여 자기분석을 통해 자기실현을 이루는 것이 필요하다. 자기실현을 위해 논리적으로 인과관계가 없는 두 사건이 동시에 혹은 근접한 시간에 독립적으로 일어난다. 하지만 서로 밀접하게 관련된 의미를 가지는 현상인 동시성(synchronicity)은 중요하고, 꿈의 예견성을 뒷받침해준다. 예를 들면 오랫동안 보지 못했던 미국에 사시는 삼촌을 꿈에서 보았는데, 다음 날 그 삼촌이 돌아가셨다는 소식을 듣는 것과 같은 경우이다. 꿈의 또 다른 의미는 보상적이

라는 것이다. 어떤 정신구조의 지나친 발달을 보상함으로써 상반되는 정신구조와의 균형을 유지하도록 도와준다. 이는 곧 적응을 위한 노력이며, 성격의 결함을 교정하려는 시도이다. 예를 들면 몹시 수줍어하는 학생이 과대표가 되어 매우 활동적인 역할을 하는 꿈을 꿀 수 있다.

Jung은 Freud처럼 각각의 꿈을 따로따로 해석하지 않고 일정한 기간에 걸쳐 내담자가 보고하는 일련의 꿈들을 함께 분석하였는데, 이러한 방식으로 Jung은 내담자의 무의식에 지속되어 반복되는 주제, 문제를 발견할 수 있다고 믿었다. 그리고 특별한 상징으로 시작하여 점점 발전해 가는 자유연상과 다르게, 환자와 분석자가 상징들의 이해를 확장하려는 시도로 어떤 주제가 탐색될 때까지 같은 상징들을 계속해서 재평가하고 재해석하는 방법을 사용하였다.


② **상징의 사용** : 내담자의 사고 · 감정 · 행동을 추동하는 역동성과 패턴을, 내담자의 꿈 · 증상 · 환상 등에서 무언가를 특정의 함축을 가진 상징으로 생각하고 이해할 능력을 강조한다. 상징은 원형의 내용이며, 원형의 외적 표현으로 보다 넓은 무의식의 측면을 갖고 있다. 또한 그 측면은 결코 정의되거나 완전히 설명될 수 없다. 상징이라 부르는 것은 용어나 이름, 또한 일상적으로 친근감이 있는 그림조차도 습관적이고 명백한 의미에 덧붙여지는 무언가가 특정의 함축을 가진 것이다. 그것은 모호한 미지의 것이며, 우리에게는 숨겨진 무언가를 포함하고 있다.


③ **단어연상법** : 어떤 자극단어에 마음에 떠오르는 어떤 단어로 반

응하는 투사기법이다. Jung은 각 자극단어에 환자가 반응하는 데 걸리는 시간 및 자극단어의 정서적 효과를 결정하기 위해 생리적 반응을 측정하였다.

④ 증상분석법 : 내담자에게 증상에 대한 자유연상을 하도록 하여 그러한 내용을 해석하는 것으로 Freud의 정화 방법과 유사하다. 증상은 원인에 대한 해석을 통해 감소되거나 사라지게 된다.

# 3. 대상관계이론(Object Relations Theories)

환자의 관계적 문제에 초점을 두는 이론으로 Freud 이론과 많은 유사한 기본 개념을 유지하지만, 중재의 초점이 욕구나 내적 정신구조의 갈등에서 대인관계 요소가 된다는 점에서 Freud이론과 구별된다. 여기서는 인간의 성격이 형성되는 결정적 시기를 Freud가 말하는 오이디푸스기(만 3~4세)보다 이전의 시기로 본다. 인간의 기본적인 욕구는 관계 형성에 있다. 때문에 인간이 태어나 주요 타자와 어떤 관계를 형성하며, 그 관계의 유형이 곧 그 사람의 성격과 이 세상 및 자신을 보는 틀, 즉 정서적인 패턴을 형성하게 한다고 본다. 따라서 대상관계이론은 내담자의 내적인 대상관계가 현재 실제 주변 사람들과의 관계에서 반복적으로 나타나는 양상을 이해하고, 중재자와의 관계를 치료적으로 활용하여 내담자의 자아 구조를 강화하고 자신과 다른 사람들에 대해 좀 더 현실적이고 수용적인 태도를 가지며, 중재에서의 실제 사례에의 적용을 용이하게 함을 목적으로 한다.

## Melanie Klein

태아가 유아가 되는 순간부터 인간의 발달은 시작된다.[4] 따라서 자

---

4  Freud관점에서는 구강기이다.

아는 출생과 동시에 생긴다. 이때부터의 모든 경험은 내적 현실과 외적 현실 간의 상호작용에서 비롯된 것으로, 감정과 이미지를 타인에게 투사(projection)하는 것과 외부 현실을 자신의 내면세계로 내사(introjection)하는 것에 대해 말한다. 그리고 자아는 좋은 대상과 나쁜 대상을 모두 내재화하는데, 이들은 모두 엄마의 가슴(breast)으로부터 비롯된다. 즉, 유아에게 있어 좋은 대상이란 아이의 욕구를 충족 시켜주는 가슴이고, 나쁜 대상이란 욕구를 좌절시키는 가슴이라 할 수 있다. 이 두 세계는 지각과 감정 간의 지속적인 상호작용으로 각각 다른 세계에 비추어 경험된다. 심리적 건강은 우리 자신이 투사한 것을 넘어서 볼 수 있는 능력, 그리고 우리가 세상에 투여하기 바라는 나쁜 것과 실제로 존재하는 것 사이에는 차이가 있음을 알아차릴 수 있는 능력에 달려 있다. 심리적으로 건강하지 못한 상태는, 내면의 나쁜 대상관계에서 비롯되는 부정적인 예상이 확인되는 것을 보고, 이런 확인을 유도하는 정도에 따라 발생한다.

　Klein은 오이디푸스 시기 이전에도 내사와 동일시가 존재한다는 사실을 발견했고, 환상에 대한 Freud의 개념을 확장하였다. 또한 내적 대상과 내적 대상세계라는 개념을 발전시켰다. 하지만 정신구조 형성에 미치는 환상의 영향력을 분명히 설명하지 못하였고, 내적 대상들이 어떻게 발생하며, 어떻게 사라지는지를 분명히 설명하지 못했다. 그리고 부모의 성격이 지닌 결점이나 특별한 장점이 아동에게 미치는 영향을 인정하지 않았다. 죽음본능과 아동은 대상에 대한 선험적인 지식과 이미지들을 가진다는 가정, 그리고 출생 시 혹은 그 직후에 이미 아동은 정교한 인지적 역량을 갖추고 있다는 점 등이 비판을 받는다.

## • 발달 단계

### 1) 편집-분열성 자리(paranoid-schizoid position)

생후 첫 3개월에 편집-분열성 자리가 우세하다. 이는 출생과 출생 후 초기 삶의 혼란과 박탈, 불안을 다스리려고 아기가 시도하는 정상 발달의 한 부분이다. 분열과 투사 같은 방어기제가 우세하며, 부분적 대상관계, 자아의 보존이나 생존에 대한 편집적인 두려움이 저변에 깔려 있다. 혼돈을 이해하려는 충동 때문에 유아는 자신의 경험을 좋은 경험과 나쁜 경험으로 분열시키거나 양분하게 된다. 유아는 나쁜 대상들을 고립시킴으로, 내적이거나 외적으로 모든 나쁜 대상들의 공격을 막고자 한다. 따라서 이 두 범주는 아주 분리되고 멀리 떨어진 채로 유지된다. 여기서는 현실에 대한 정확한 그림을 그리는 것보다. 어떤 질서를 갖는 것이 더 중요하다. 중립지대가 없다.

일반적으로 편집-분열적 자리는 우울적 자리에 앞선다. 이 두 자리 사이에는 자리 개념이 시간적 순서를 따르는 것이 아니라, 구조적 개념에 따른 계속적이고 중첩적인 변동이 존재한다. 만약 유아가 우울적 자리에 도달했다 할지라도, 불안을 촉발하는 상황은 예기치 않게 닥치며, 그러한 경우 유아는 편집-분열적자리로 다시 되돌아갈 수 있다. 여기에서 자리는 불안, 환상, 방어, 대상관계 등으로 구성되며 주체가 인생의 과정에서 언제라도 다시 들어설 수 있는 심리적 공간이다.

발달이 순조롭고, 특히 이상적인 가슴과의 동일시가 이루어지면, 유아는 죽음의 추동을 견디어 내게 되며 원시적인 방어기제에 덜 의존하게 된다. 즉, 피해 의식이 감소하고 자아통합이 촉진된다. 대상의 좋은

측면과 나쁜 측면이 통합되고, 유아는 엄마를 좋은 감정과 나쁜 감정
둘 다를 주는 사람이라고 보게 된다.

① 분열(splitting) : 분열은 유아기 때 정상적인 발달과정에서 발생하는
현상으로 대상이나 자신의 내면에서 일어나는 갈등적이고 이질적인
서로 다른 정서가 나타나는 측면들을 양분하여, 한 번에 어느 한 측면
만을 의식적인 차원에서 경험하고 다른 측면은 의식에서 배제하는 것
을 말한다. 따라서 유아의 자아 이미지는 자신을 사랑해주는 대상을
향한 사랑과, 자신을 사랑해주지 않는 사람을 향한 증오에 의해서 분
열되어 있다.

이러한 분열기제가 작동되면 대상은 '좋다' 혹은 '나쁘다'로 나뉘게
되는데, 이러한 측면들이 서로에게 영향을 미치지는 않는다. 유아가
어머니에게서 자기의 욕구를 좌절시키는 경험을 의식적인 차원에서
하게 되면, 어머니의 긍정적인 측면은 유아의 의식차원에서 배제되어
마치 어머니가 '나쁜' 사람인 것처럼 지각된다. 어머니라는 한 대상 속
에 '좋은' 측면과 '나쁜' 측면이 모두 있다는 사실을 유아가 이해하고 수
용하려면, 즉 분열된 경험이나 지각이 통합되기 위해서는 다양한 경
험들을 기억하고 비교할 수 있는 인지적 능력의 발달이 요구된다. 그
리고 '좋은' 측면과 '나쁜' 측면은 대상에게서만 발견되는 것이 아니라,
자신의 내면세계에서도 발견된다. 자신의 어떤 측면이 '좋은' 것인지
어떤 측면이 '나쁜' 것인지는 유아가 다른 사람 특히 어머니와의 관계
안에서 경험하는 것을 바탕으로 결정된다.

분열이 지나치게 경직되어 통합에 실패하는 경우, 다른 사람이나 자

신의 다양한 특성들을 있는 그대로 수용하지 못하고 양극단적이면서 이분법적인 관점에서 지각하면 심리적 부적응의 원인이 되기도 한다.

② 박해불안(persecutory anxiety) : 사악한 외부의 힘에 의해 파멸될 것이라는 두려움이다.

③ 부분대상(part object) : 분열 이후 유아 자신의 욕구를 좌절시키는 부정적인 측면의 어머니라는 대상은 유아의 의식세계에서 온전한 대상이 아닌 부분대상으로 지각되고 경험된다. 어머니의 긍정적인 측면은 유아의 의식차원에서 배제되어 마치 어머니가 '온전히 나쁜(all bad)' 사람인 것처럼 지각된다. 하지만 인지적, 정서적 성숙에 힘입어 유아는 어머니라는 동일한 대상이나 대상에 대한 경험의 상충되는 측면들을 의식적인 차원에서 동시에 지각하며, 하나의 안정된 이미지로 통합해 갈 수 있다.

④ 투사적 동일시(projective identification) : 자아의 부분들이 자기로부터 분리되어 대상들에게 투사되는, 확정된 분열 현상을 말한다. 투사적 동일시의 첫 단계에서 유아는 자신의 공격성과 그것에 대한 불안을 환상의 형태로 자신 바깥으로 내보낸다. 그때 엄마는 제거되고 투사된 자기의 부분과 동일시한다. 두 번째 단계에서는, 첫 단계 이후 유아 안에 남아 있던 압도적 감정의 일부는, 자신이 바깥으로 내보낸 것들이 엄마의 형태로 자신에게 되돌아와서 보복할지도 모른다는 두려움을 갖는다. 이때 엄마는 보복하는 대상으로 보인다. 마지막으로 유아는 내사적 동일시의 과정을 통해서 엄마에 대한 이러한 생각을 자신 안에 받아들이게 된다. 유아는 이제 점점 더 엄마를 무서워하게 되고, 제거

될 두려움을 갖게 된다. 그런데 충분히 좋은 엄마는 이러한 걱정스러운 감정들을 다루어줌으로써 이러한 감정들을 변형시킬 수 있다. 즉, 어머니가 지나치게 상처를 입히거나 혹은 위험한 존재가 아니라는 생각을 갖게 해줄 수 있다.

⑤ 시기심(envy) : 죽음 본능이 생명을 증오하는 충동이라면, 그것이 작용하는 방식은 주체에게 생명을 제공하거나 지원해주는 외적대상을 증오하는 것이다. 유아의 선천적인 공격성은 어머니가 제공하는 선함과 돌봄을 경험하지만 불충분하다고 느껴, 어머니의 인색함에 분노를 느끼는 것에서 기인한다. 시기심이 개입될 경우, 유아는 좋은 대상들을 파괴하며, 좋은 대상과 나쁜 대상들 사이의 구분을 허물어버린다. 따라서 박해불안과 공포는 더욱 증가한다. 예를 들어 유아가 자신의 만족의 근원이 외부에 있다는 것을 아주 초기에 인식하고 있고, 좋은 대상이 외부에 존재한다는 바로 그 사실이 좋은 젖가슴에 대한 시기심을 낳는다. 게다가 자신만을 위해 젖가슴이 좋은 것을 보유하고 있다고 상상하기 때문에 시기심의 표적이 된다. 유아에게 좌절은 항상 젖가슴이 주어지지 않는 것이기 때문에, 시기심은 만족과 좌절 모두에서 자극된다. 이것은 대상을 손상시키고 싶은 욕망으로 발전한다. 시기심에 대한 방어는 크게 두 방향으로 나타나는데 평가절하와 이상화이다. 그러나 이상화의 경우, 대상의 좋은 특성을 과장하기 때문에 한편으로는 시기심을 더 부추길 수 있다. 이런 경우 이상화를 방어하기 위해 대상이 평가절하되고, 따라서 여러 층으로 된 방어 구조를 형성하고 성격병리로 발달할 수 있다. 탐욕(greed)의 경우 대상이 지니고

있는 풍부한 모든 것을 소유하려고 하는 것이다. 탐욕으로 인한 손상은 의도적인 파괴의 결과가 아니지만 시기심의 직접적인 목적은 대상의 속성을 파괴하는 것이다. 이러한 시기심도 좋은 대상 경험을 통해서 해결될 수 있다. 좋은 대상은, 그것이 내면화된 나쁜 대상과 균형을 이루는 요소인 것과 마찬가지로, 시기심과 증오에 대해서도 평형을 유지시켜 주는 요소로 작용한다. 좋은 경험은 내재화된 좋은 대상관계와 즐거움을 만들어낸다. 즐거움의 자연스러운 산물은 감사이다. 편집적 자리에서 경험되는 즐거움은 나중에 감사의 능력을 확장시키는 반면, 편집적 자리에서 경험하는 과도한 공격성은 감사 능력의 발달을 방해한다. 중재에서 시기심이 나타나는 경우 마치 유아의 시기심에 대해 엄마가 좋은 경험을 제공해주듯이, 치료자가 환자에게 시기심 그 자체의 작용들을 해석함으로서, 그것을 극복하도록 도울 수 있다.


### 2) 우울적 자리(depressive position)

생후 3~7개월에서 12개월 사이에 유아의 통합적 인식능력이 자라면서 어머니를 하나의 전체적인 존재로 인식하기 시작한다. 즉, 부분 대상이 아닌 하나의 완전한 대상으로 어머니와 상호작용하면서 유아는 좋고 나쁨이 동일한 사람에게서 생겨날 수 있다는 것을 이해하게 된다. 유아는 이제 어머니를 좋은 존재 혹은 나쁜 존재로 보는 대신에, 좋을 수도 있고 나쁠 수도 있는 인간 존재로서 더 현실적으로 경험하게 된다. 그리고 유아에게 환상과 현실 사이의 경계는 여전히 매우 희미하다. 하지만 이것이 진행되는 정도에 따라 유아는 어머니를 향한 자신의 부정적이고 종종 혐오스러웠던 감정을 이해할 수 있게 된다.

유아의 분노의 표적이 되는 것은 분리된 나쁜 어머니가 아니라, 좋음과 나쁨을 동시에 가지고 있는 어머니이다. 유아가 좌절이나 불안을 경험할 때, 자신의 적대적 환상에서 파괴되는 대상은 좋은 어머니이며 자신이 사랑하는 어머니이다. 이때 우울적 자리가 우세한데, 이는 자신의 공격성이 전체 대상인 사랑하는 대상을 해칠지도 모른다는 불안에서 기인한다. 이때 유아는 자신의 전능환상 속에서 자신의 내적인 세계와 현실세계를 회복하려는 행동을 통해, 사랑하는 대상 또는 이미 자신이 파괴했던 타자들을 구출하고 복구하고 재창조하고 사랑하고 보상하려는 시도를 하게 된다. 비록 환상 속에서 이루어지는 것이지만 유아의 우울적 불안과 죄책감이 해소된다. 이러한 우울적 불안과 박해적 불안을 극복해 내는 작업은 아동기 첫 몇 해에 걸쳐 지속된다.

### • 놀이와 환상(Phantasy)

아이들의 놀이는 환상들과 소원들, 경험들의 상징적 표현이라고 이해한다. 여기서 상징들은 꿈의 자료들과 같은 의미를 갖는다. 그리고 놀이는 외부 세계를 탐험하고, 정복하는 수단일 뿐 아니라 불안을 탐구하고, 정복하는 수단이기도 하다. 이 놀이를 통하여 유아는 자신을 자연스럽게 표현할 수 있으므로, 놀이는 아이들과의 의사소통의 수단으로 사용될 수 있다. 이는 성인에게서 자유연상과 유사한 가능을 갖는다. 만약 놀이가 갑자기 중단되는 현상이 발생한다면, 이는 정신발달과정에 장애가 있음을 보여주는 것이다. 이러한 놀이 장애는 환상 및 전체적인 발달을 억제한 결과로 이해한다. 따라서 놀이 장애를 일으키는 원인을 내적 불안을 일으키는 환상으로 보고, 놀이의 중단 및 경직되고 창조성이 결여된 반복성 놀이 속에는 잠재적인 불안이 있는 것으로 판단해야 한다. 이에 대한 해석은 불안을 감소시킬 뿐만 아니라 놀이를 회복시킨다. 따라서 중재란 내적불안과 충동, 무의식 역동의 환상에서 표출된다. 이는 무엇보다 자유로운 놀이상황에서 가시화되며, 외재화되는 불안과 공격적 충동자극에 대한 직접적인 해석이 곧 불안의 경감을 가능케 한다는 사실로부터 출발한다. 그리고 그 불안의 해석을 통해 불안에서 벗어나도록 하여, 정상적인 성장을 촉진한다.

## • 중재

　Freud는 환상을 욕망에 대한 좌절의 결과로 보상적 차원에서 발생하는 정신 과정으로 이해했으나, Klein은 환상을 계통 발생적으로 유아가 소유하고 있는 무의식적 인상들과 지식의 저장소에서 나온다고 생각했다. 생후 초기부터 유아들은 자극에 대해 즉각적인 환상으로 반응한다. 좌절을 포함한 불쾌한 자극에 대해서는 공격적 환상으로, 만족감을 주는 자극에 대해서는 유쾌한 환상으로 세상과 소통한다. 편집-분열성 자리에서의 좋은 경험은 타자를 사랑하고 회복시킬 수 있다는 느낌을 갖게 한다. 좋은 외적 경험은 내면의 불안을 감소시키고 내적 세계의 안정감은 현실에 대한 적응력을 높이며, 다시 이는 박해적이고 위협적인 환상을 감소시키는 우호적인 순환 관계가 형성된다. 이러한 사실은 유아의 지각과 환상이 사랑과 증오의 강력한 영향을 받으며 구성된다는 사실을 보여준다. 사랑은 좋은 어머니에 대해 느끼는 감사와 함께 발달한다. 장애는 대상의 좋음과 나쁨을 결합하는 작업 수행이 불가능하고, 증오와 시기심에 의한 분열 때문에 나타난다. 우울적 불안과 죄책감을 직면하지 못하거나, 전능감을 깨지 못할 때 역시 장애는 나타난다. 따라서 중재는 우울적 자리에 완전하지는 않지만 좀 더 안전성을 더해주는 것을 목적으로 한다. 그리고 자신의 전능감이 환상 속에서만 가능함을 인식하고 죄책감의 이해를 바탕으로 균형 잡힌 인간으로 발달하도록 돕는다.

## Ronald Fairbairn

유아의 자아는 기본적으로 다른 대상관계이론에서처럼 모든 중요한 발달은 엄마와의 관계라는 틀 안에서 이루어진다. 주의할 점은 리비도가 쾌락을 추구하는 것이 아니라 대상을 추구한다는 것이다. 여기서 쾌락은 충동의 궁극적인 목적이 아니라, 타자와의 관계를 위한 수단일 뿐이다. 유아는 주로 성감대를 통하여 다양한 감각적 쾌락을 얻고 여러 가지 활동들을 한다. 대상을 추구하는 자아는 이러한 성감대를 통해서 타자와 만나고 관계의 양식을 형성한다. 여기서 성감대들은 단지 관계들의 통로이며 도구일 뿐이다. Freud의 이론에서 자아는 원초아로부터 나오는 욕동 에너지들을 조절하며, 원초아의 요구들과 초자아, 그리고 현실의 요구들 사이에서 타협을 주관하는 정신체계로서 기능하지만, Fairbairn의 자아는 원래부터 온전한 정신적 자기이며, 출생 이후의 대상관계 경험을 통해 구조적 유형으로 분화해가는 하나의 전체이다. 따라서 인간의 근본적인 동기가 타자들과 접촉하고 그 관계를 유지하려는 데 있다는 이해가 가능해진다. 여기서 자아는 자기(self)라는 의미를 갖는다. 타자와 생산적이고 밀접한 상호성을 가질 수 있는 능력은 건강과 성숙의 중요한 측면이고, 반대는 병리가 있다는 것이다. 중재 과정은 쾌락을 추구하는 충동들에서 나온 갈등을 해결하는 과정이 아니라, 타자들과 직접적이고 완전하게 접촉할 수 있는 능력을 회복하는 과정이다.

Fairbairn은 애착을 가장 중요한 동기로 이해하였다. 여기서 유아는 Klein에게서 보다 세분화된 만족을 주는(gratifying) 어머니, 유혹하는(enticing) 어머니, 박탈하는(depriving) 어머니라는 서로 다른 대상들을 경험한다. 현실에서 어머니와의 관계가 만족스럽지 못하면 그 만족스럽지 못한 관계는 내면화된다. 이 과정에서 내적대상을 분리하여 대상 가운데서 만족스러운 부분은 의식 속에 남겨두고 불만족스러운 부분을 무의식 영역으로 밀어 넣어버린다. 어머니의 이러한 특징들이 내적대상으로 내면화되면 그에 상응하는 자아구조를 발생시키면서 자아 역시 심리적 분열을 하게 된다. 이상적인 대상은 어머니로부터 수용되어 편안하고 만족스러운 대상으로서 분열되지 않은 중심자아(cental ego)로 남는다. 흥분시키는 대상(exciting object)에 얽매인 자아는 리비도적 자아(libidinal ego)로 대상이 약속하는 만족을 계속 갈망한다. 마지막으로 거절하는 대상(reject object)과 동일시된 자아는 그 어떤 접촉이나 만족에 대해서도 적대적이고 냉소적이며, 이를 반 리비도적 자아(anti-libidinal ego)라고 불렀다. 현실의 대상과 관계를 맺는 것이 아니다. 보상적인 내적 대상들과 관련한 리비도적 자아, 반 리비도적 자아, 그리고 의식적인 것으로 현실과 접촉하고 대상과의 새로운 경험을 통해서 차츰 통합해 나가는 중심자아, 이렇게 셋으로 나누어진 구조는 그것이 원초아나 초자아가 아니라 결국은 모두 자아에 속한다는 점에서, Freud의 구조이론과는 근본적으로 매우 다르다고 할 수 있다. 여기서 중심자아는 다른 자아들을 거절하거나 억압하기 위해 공격성을 사용하면서 한편으로는 자유를 누리게 되고, 반 리비도적 자아는 리비도적 자아를 공격하면서 억압한다. 이러한 현상은 거절하는 대상에서 경험되는 분노의 감정보다 대상을 갈망하는 욕구에서 경험되는 불안정한 흥분 상태가 훨씬 견디기 힘들기 때문에 일어난다. (여자가 마음에 들지만 여자는 사귈 의사가 없을 때, 처음부터 그 여자와 사귈 마음이 없었다고 스스로 자위한다.)따라서 어머니가 유아의 욕구를 단순히 거절할 때보다 어떤 희망이나 기대감을 준 뒤 거절했을 때 아동은 더 심각하게 분열되고 어머니와의 관계는 훨씬 더 불만족스러운 것이다.

거절하는 대상과 흥분시키는 대상이 억압되어 있기 때문에, 이들은 미래의 경험에 의해 수정되지 못하고 리비도적 자아와 반 리비도적 자아가 성숙하지 못한 상태로 남아 있게 된다. 감정이 메마른 중심자아가 너무 지나치게 발달하게 되는 현상을 분열형 인격 장애나 히스테리성 인격 장애 환자에서 특징적으로 볼 수 있다. 양육의 질(質)이 내적대상의 특성과 분열(splitting)의 정도를 결정하게 되기 때문에, 유아가 원하는 것에 어머니가 충분하고 적절하게 반응해 줄 때 상대적으로 억압되는 자아영역도 줄어든다.

유아의 성격은 실제 경험을 유아가 주관적으로 '어떻게 지각하는가'에 따라서 형성이 된다. 바로 이러한 외부와의 관계를 통해서 느끼는 주관적인 경험들이 유아의 정신구조를 형성한다는 것이다. 이 모든 체계들과 의식적 무의식적 부분들이 내부에서 끊임없이 상호작용을 한다.

Fairbairn의 이론은 생물학적 리비도를 지나치게 부정함으로써 기질적인 측면에서 발생할 수 있는 정신 문제를 등한시한다는 단점이 있다. 또한 환상의 세계를 대상관계의 실패로 인한 내적대상세계로 규정하여 분열적 성격을 이해함에 있어 환상의 순기능에 주목하지 않은 이론적 약점을 가지고 있다. 왜냐하면 건강한 사람에게 내재되어 있는 좋은 내적대상이나 환상의 세계는 자아의 응집력을 공고하게 하고 적응력을 길러주는 순기능의 역할도 하기 때문이다.

그리고 Fairbairn은 분열성 역동을 너무 강조한 나머지, 모든 인간의 문제에 대해, 사랑이 대상을 파괴시키는 것을 두려워하는 분열성 공포에 전적으로 의존하여 서술하였다.

그리고 대상을 좋고 나쁨의 이분법으로 분리하고 좋은 것은 나쁜 것을 방어하는 정도로 평가 절하하는 경향성을 가진다. 더욱이 도덕적 보상의 방어 과정을 설명하면서 좋은 대상에서 얻어지는 긍정적이고 도덕적인 죄책감은 다루지 않고 있다.

또한 죄책감은 반드시 나쁜 대상으로의 회귀를 촉발하는 것이 아니라, 대상을 이해하고 상호 의미 있는 의사소통을 할 수 있는 요소임을 간과하고 있다. 환자들이 치료된 이후에 리비도가 어떻게 작용되고 심리구조가 어떻게 변형되는지에 대해 깊이 있게 다루지 않는 단점이 있는 것이다. 그 결과 그의 정신분석학이 이론적인 내용에만 치중하게 되고, 임상적 근거는 충분히 확립하지 못한 한계를 가지게 되었다.

• **발달이론**

자아의 발달을 대상과 관계하는 특징적인 방식과 관련해서 모든 유아는 발달의 세 단계를 거치게 된다. 각 단계는 자율적 기능으로 가는 길에 디딤돌의 역할을 하며, 자신의 삶에서 주요 인물과 관계하는 특정한 양식을 설명한다. 타자들과의 관계가 자연스럽게 성숙해 나가는 과정이 방해받게 되면, 그를 보상하려는 내적관계들이 증가하게 되고, 그 결과로 내적세계가 분열되어 정신병리가 발생한다.

① 초기의 유아적 의존 단계 : 초기 몇 개월 동안의 유아의 심리 상태는 최초의 보호자와 전혀 분화되어 있지 않으며, 자기감도 거의 발달되어 있지 않다. 유아는 자신의 환경이자 경험의 세계인 어머니의 신체로부터 자신이 분리되어 있다는 것을 전혀 상상하지 못한다. 이러한 존재 상태를 일차적 동일시(primary identification)라 한다. 이는 리비도의 집중 상태로, 어머니와 전적으로 융합되었던 출생 이전의 정신 상태를 계속 유지하려고 하는 경향이 있다. 유아의 최초의 욕구는 자신의 사랑이 받아들여지는 것이기 때문에, 가장 심각한 외상은 자신의 사랑이 거절당한다는 느낌이다. 이러한 느낌은 유아기 의존기의 하위단계 동안에 과도하게 좌절되는 대상관계에서 발생한 것으로 수치심, 약함 그리고 무력감을 느끼게 한다.

② 과도기적 단계

두 번째 단계는 첫 단계와 세 번째 단계를 잇는 역할로 존재한다. 초기의 일방적 의존에서 벗어나 상호의존의 관계로 이동하는 삶의 과정을 수반한다. 이 단계는 일차적 동일시를 포기하고, 융합된 대상들에 대한 강박적인 애착을 포기하는 시기이다. 이로써 분리와 교환을 기초로 한 관계를 받아들이고, 나아가 유아가 성숙에 도달하기 위한 것이다. 이것은 대상에 대한 거절과 함께 대상을 상실하는 큰 공포가 되기도 한다. 발달적 관점에서 이 단계의 과제는, 대상을 상실하지 않으면서 거절하는 법을 배우는 것이다. 이 과제를 성공적으로 성취했을 때 상호적 의존 단계로 나아갈 수 있다. 이때 유아는 자신이 사랑받고 있다고 느낄 수 있어야 하며, 또 자신이 가치 있는 사람이라는 믿음이 있어야 한다. 대부분의 삶은 이러한 과도기에 집중되어 있으며, 어느 정도 성공적으로 이것들과 타협할 수 없는 사람들은 정신병적상태가 되기 쉽다.

신경증이란 유아적 의존 단계를 포기할 수 없거나 포기하지 않으려는 데서 생긴다. 거절하는 기술, 배변 혹은 배뇨기술을 사용하여 대상과 자기를 구별하기 시작하기에 프로이드의 항문기, 남근기에 해당하는 시기라고 할 수 있다. 말러의 분리개별화과정과도 매우 유사하다. 이 시기에서 문제가 생기면 편집증, 히스테리, 강박증의 원인이 되기도 한다.

### ③ 성숙한 의존 단계

정서적으로 완전한 발달을 이룬 건강한 상태인 성숙한 의존 단계에서 이루어지는 관계는 상호성과 교환으로 특징 지어진다. 즉, 받는 것(taking)에서 주는 것(giving)과 교환하는 것(exchange)으로 바뀐다. 이와 같은 관계에서 서로 다른 점을 이해하는 것이 가능해질 뿐만 아니라, 상호작용에 근거가 되는 건강한 의존에 대해 인식할 수 있게 된다. 이 성숙 단계의 중요성은 모든 발달이 지향하는 목표를 나타낸다는 것에 있고, 이 단계를 성공적으로 해결한 유아는 분화된 대상과의 의존적인 유대를 유지할 수 있게 된다. 모든 정신병리 중심에는 성숙한 의존과 풍부한 관계로 나아갈 것인가, 아니면 모든 접촉을 상실할지도 모른다는 공포 때문에 외적 또는 내적대상들과 융합한 의존관계로 돌아갈 것인가 하는 발달과 퇴행 사이의 갈등이 존재한다. 분열성 환자는 네 가지 기본적인 태도를 가지고 있다. 첫째, 전체 대상이 아니라 부분 대상을 지향한다. 둘째, 이들은 구강적 양태에 고착되어 있기 때문에 주기(giving)보다는 취하기(taking)를 더 많이 지향한다. 셋째, 주로 대상을 함입(자신에게 스며들도록)하려는 태도를 보인다. 넷째, 대상을 텅 비게 만드는 태도이다. 이러한 특징들이 고착된 정도에 따라서 분열성 성격과 증상을 결정한다.

## • 중재

유아적 의존 단계에서의 발달 실패로 인해 나타나는 정신분열증과 우울증 두 가지는 기본적인 정신병리이지만, 이후 모든 병리는 억압된 나쁜 대상에 대한 애착이라는 관점에서 설명하였다. 현실의 부모가 나쁠 경우, 아이에게 부모는 견딜 수 없는 고통으로 느껴지게 된다. 이때 통제 불가능한 외부적 고통을 통제 가능한 내부적 고통으로 변형시키기 위해 아이는 어머니의 나쁜 측면을 분리하여 내면화한다. 그러나

이러한 내면화와 함께 나쁜 대상과 그와 관련된 기억 및 자아 부분들
이 억압되며, 결과적으로 자아의 분열이 초래된다. 자아의 분열은 불
가피한 것이지만 그것이 지속적으로 심하게 이뤄질 때 정신병리로 나
타난다.

첫째, 얼마나 많은 나쁜 대상들이 존재하며 그들이 어느 정도로 나쁜가?
둘째, 자아가 얼마나 나쁜 대상과 동일시되어 있는가?
셋째, ·나쁜 대상으로부터 자신을 보호하기 위해 자아가 어떤 방어들을 사
    용하는가? 하는 내적대상관계의 세 가지 조건에 따라 정신병리의 질
    적인 차이와 양적인 차이를 구분한다.

근본적인 병리는 대상접촉에 대한 불안에서 오는 수치심, 약함, 그
리고 퇴행적 갈망이다. 때문에 치료의 목표는 환자의 근본적인 정서
를 다룸으로써, 자아의 분열을 치료하고 재통합시키는 데 있다. 이때
중요한 것은 환자의 역기능적인 관계 유형에 대한 통찰이나 해석이 아
니라, 환자와 분석가의 인격적인 관계이다. 환자는 분석가와의 인격
적인 관계를 통해서만이 나쁜 대상에 대한 집착을 버리고 새로운 관계
유형을 형성할 수 있게 된다.


## Donald Winnicott

유아에게서 한 독립된 개체로 개별화하는 과정이라고 할 수 있는 성
숙과정은 자아와 자기(self)의 발달에서 엄마의 적절한 보살핌을 받고
자란 아이들은 엄마와 공유하는 현실에 잘 적응하고 환경으로부터 오

는 좌절을 참는 능력도 커지게 된다. 이런 과정 중에 유아는 자신에게 엄마를 의미하지만, 현실의 엄마와는 달리 유아가 완벽하게 통제할 수 있는 대상을 뜻하는 일시적 대상이라는 것을 만들어내게 된다. 이것은 자기의 일부도 아니고 외부 현실의 일부도 아닌 내부의 현실과 외부현실의 중간에 있는 대상으로서, 엄마와 환상 속의 관계를 유지하는 데 사용된다. 이를 중간대상(transitional object)이라고 한다. 여기서 중간대상은 사람뿐 아니라 소리, 장면, 냄새 등 모든 것이 가능할 수 있으며, 따라서 예술이나 종교적 체험, 창조성 등이 바로 이런 영역으로부터 유래된 것일 수 있다. 이런 일시적 대상은 대개 정상발달과정 중에 저절로 없어지는데, Winnicott는 일시적 대상이 발달과정 중에 적절한 시기에 없어지지 않으면, 나중에 성도착(fetishism)을 나타낼 수 있다고 한다. 이러한 과정에서 인간은 갈등을 경험하는데, 이때 촉진적 환경으로서의 어머니 역할은 중요하다. 어머니는 유아의 발달과정이 왜곡되지 않게 해야 한다. 이를 위해 어머니는 유아에게 세상을 일관성 있게 꾸준히 제시하고, 계속해서 자기 자신으로 존재하면서 유아에게 돌봄과 관심을 적절히 제공할 필요가 있다.

### • 발달 단계

자아의 발달은 절대적 의존 단계로부터 상대적 의존 단계를 거쳐 독립을 향한 단계로 나아가는 과정을 거치는데, 이 과정에서 자아의 통합, 정신과 몸의 교류 그리고 대상관계 능력의 형성 이 세 가지 발달적 성취가 필요하다.

1) 절대적의존기

출생 후 6개월까지로 유아가 자신과 환경이 융합되어 있는 상태이다. 이 시기에는 경험을 하나로 묶어주는 자기가 없으므로 시간감각이 없고, 감정, 욕구, 긴장 상태들을 하나의 전체에 속한 것으로 경험하지 못한다. 어머니는 공감과 유아와의 동일시를 사용하여 유아가 필요로 하는 것을 알 수 있다. 이때 유아—어머니 관계는 신체 접촉의 토대 위에, 안아주는 환경을 제공해주는 환경어머니(environmental mother)[5]와 본능적 욕구 충족을 제공해주는 대상어머니(object mother)[6]로 구분된다. 발달에서 핵심적인 것은 후기 단계에서의 분리 경험을 감당할 수 있도록 준비시켜 주는 환경어머니의 역할이다. 이들 어머니들은 상호관계를 가지면서 '충분히 좋은 어머니(good enough mother)'[7]라고도 표현된다. 이는 궁극적으로 유아가 자신을 독립적인 개체로서 볼 수 있게 도와준다. 발달과제로는 통합의 성취, 현실감의 발달, 대상관계 감각, 공격성 등이 있다. 환경으로서의 어머니가 충분히 촉진적이지 못하고 좋지 않으면 유아를 침범하게 되고, 이에 대한 반응으로 유아의 성숙 과정이 정지되어 곧 정신 병리로 이어진다. 절대적 의존기의 침범은 심각한 형태의 정서장애를 초래하고, 상대적 의존기에 발생하는 침범은 성격병리를 초래하며, 오이디푸스기에 발생하는 침범은 신경증을 초래

---

5  유아의 자아 욕구를 충족시켜 준다.

6  배고픔을 해결해주고, 안아주고, 기저귀를 갈아주는 것을 통해 아이의 본능적 욕구를 충족시켜 준다.

7  이런 어머니는 자신의 자연스러운 모성 본능에 따름으로써, 초기에 거의 완벽했던 적응에서 차츰 벗어나 아이에게 전능감의 점진적 좌절을 제공한다. 이를 통해서 아이가 모험심과 대상에 대한 분화된 공격성을 사용하는 능력을 형성할 수 있게 해준다. 어머니에게 요구되는 돌봄은 유아의 발달과정이 왜곡되지 않게 유아를 돌보는 것이다.

하는 경향이 있다.

### 2) 상대적의존기

생후 6개월에서 일반적으로 남근기(2세~6세)에 해당하는 오이디푸스(Ödipus)기까지를 말한다. 이때 발생하는 Ödipus Komplex는 성별과 관계없이 본능적 욕동, 목표, 대상관계, 공포, 동일시 등으로 구성된 심리적 집합체를 가리키고, 일반적으로 남근기시기에 나타났다가 해소되는데, 이는 완전히 없어지는 것이 아니라 생애 전반에 걸쳐 무의식에 계속 남아 있다.

초기 멸절의 위협에서 반복적인 회복경험은 유아에게 회복에 대한 확신을 주고, 이 확신은 자아능력으로 변형되며, 마침내 통합된 감각[8]을 형성시킨다. 유아는 이를 통해 정서적 접촉과 심리적 인식이 가능해지며, 이로 인해 대상과 관계를 맺는 자아 관계를 형성하고, 이것의 내면화를 통해 자기를 발달시킨다. 자기의 발달과 함께 유아가 어머니와 맺는 관계는 공감에 기초한 안아주기의 관계에서 의사소통을 통한 함께 살기(living with)의 관계로 옮겨진다. 이를 통해 점차 통합된 감각을 갖게 되고, 경험들이 서로 연결되는 것을 통해 본능적 욕동을 인식할 수 있게 된다. 그러면서 유아는 자신의 욕구를 잘 들어주지 않아서 무자비하게 파괴한 대상인 어머니가, 자신을 돌보아주는 환경어머니와 동일인임을 알게 된다. 이때 유아는 자신이 사랑하는 대상에게 손상을

---

8  뇌가 신체와 환경으로부터 얻은 감각들을 조직화하고, 그 환경 속에서 신체를 효과적으로 사용할 수 있도록 하는 신경생리학적인 과정을 말한다. 이를 통해 각종 감각들이 잘 조직되어 유아의 발달을 촉진시킨다.

가했다는 죄책감을 느끼게 되지만 이것은 어머니의 반응에 따라 타인에 대해 건강한 관심을 가질 수 있는 능력과 대상사용의 능력으로 발달할 수 있다.

상대적 의존 단계에서 어머니에게 요구되는 것은 차츰 아이에 대한 집중에서 벗어나는 것이다. 그리고 유아는 자신이 어머니와 분리된 존재임을 인식하는 것에 대한 불안, 즉 자신이 스스로 욕구를 충족시킬 수 없다는 인식을 감당해야 한다. 어머니에게 요구되는 돌봄은 점진적으로 적응에 실패함으로써 유아에게 감당할 수 있을 만큼의 현실을 점진적으로 제공하는 것이다. 이전 단계에서 적응해주지 못하는 무능력이 침범이었던 반면에, 이 시기에는 어머니의 완벽에 가까운 적응이 오히려 침범이 된다.

이런 분리되는 경험에 따른 불안을 완화시키고 감당하여 주관적 전능세계에서 객관적 현실세계의 원리를 받아들이기 위해 유아는 중간대상(transitional object)과 중간현상(transitional phenomena)을 이용한다. 유아는 이 중간대상에 대해 완전한 소유권과 통제권을 가질 수 있어야 하고, 대상은 아이에게 따뜻하고 포근한 느낌을 주어야 하며, 또한 그 자체의 현실을 가지고 아이의 공격성과 강렬한 사랑으로 살아남을 수 있어야 한다. 이는 다음과 같은 세 가지 유형으로 구분된다

이 시기에 유아가 경험하는 경험들인 중간현상은 절대적 의존 단계의 전능적인 환상 세계와 상대적 의존 단계의 현실 세계 사이를 연결시켜 주는 매개물로서 기능하는데, 이것은 내적세계와 외적세계 간의 상호작용으로 발생한다. 이 시기 유아는 최초의 중간경험은 내 것

(mine)인 동시에 내 것이 아닌 것(not mine)을 포함 한다.[9] 중간현상 중 하나의 대상을 선택하여 최초의 내 것이 아닌(not mine) 소유물을 만들고 강한 애착을 보인다. 이러한 첫 소유물의 사용은 자신이 아닌 어떤 것을 최초로 사용할 수 있게 한다. 이는 대상 사용 능력의 발달과 관련되어 있다. 또한 중간대상은 상실에 대한 반응인데, 이는 충분히 기능적일 때 마치 어머니처럼 사용될 수 있다. 하지만 대상이 끊임없이 어머니가 아님을 상기시켜 주기 때문에, 유아는 그것이 어머니가 아니라는 사실을 알고 있으며, 점차 현실에 눈을 뜬다. 이 시기에 유아는 분리불안과 낯선 이 불안을 겪게 되는데, 이 중 낯선 이 불안은 유아의 정신 안에 계속성을 지닌 사람으로서의 어머니, 즉 어머니 표상에 대한 특별한 애착이 존재함을 의미한다. 이런 어머니에 대한 애착 경험을 통하여 유아는 대상에 대한 친숙한 느낌을 획득하기 시작한다.

### 3) 독립을 향해가는 단계

오이디푸스(Ödipus)기 이후를 말한다. 아동은 자신의 자기(self)안에 이미 존재하고 있는 것에 대해 더 많이 알게 됨으로써 점차 복잡한 세상과 만나게 된다. 아동은 사회와 동일시되는데, 이를 통하여 만족스러운 개인적 존재로 살아갈 수 있게 된다. 이때 중요한 것은 창조할 수 있는 능력이 지속되는 것인데, 이는 놀이를 통하여 가능하다.[10] 이 단계에서 유아는 정신적기제와 인지적 이해를 발달시키고 사회적 관여를

---

9  옹알이(cooing)와 엄지손가락 빨기를 예로 들 수 있다.

10  아이들은 숨었다 나타나기 놀이를 통해 다른 사람들과 분리되었다가 다시 그 거리를 조정하는 능력, 멀리 갔다가 되돌아오는 능력, 고립을 견디다가 교제를 추구하는 능력, 자신의 자기와 타인을 동시에 배려하는 능력을 기르는 과제를 수행한다.

한다. 유아의 자기감은 이전 단계에서보다 신체적 욕구와 감각에 훨씬 덜 의존한다. 유아는 내적 환경에 대한 감각을 가지고 있기 때문에 홀로 있을 수 있을 뿐만 아니라 홀로 있기를 추구한다. 이 시기에 불만족과 욕구 충족의 지연이 정서적 성숙에 도움이 된다. 객관적 대상의 출현과 이들 대상과의 관계 경험은 유아로 하여금 자기 아닌 다른 세상의 존재를 교육시키고 독립을 촉진시킨다. 무엇보다도 유아의 홀로서기는 그 유아의 심리적 현실에 좋은 대상이 존재해야만 가능하다. 즉, 세상이 좋은 곳이라는 믿음을 갖게 해주는 충분히 좋은 모성 경험을 통해서만 가능한 것이다.

유아에게 창조적이고 건강한 자기를 형성할 수 있게 하는 원동력은 충분히 좋은 엄마를 통하여 형성된 참자기(true self)이다. 충분히 좋은 엄마는 유아를 잘 이해하고, 유아의 몸짓에 성공적으로 되풀이해서 반응해 주기 때문에, 유아는 환각적 감각을 실제인 것처럼 느끼며 전능감을 키우게 된다. 이때 유아는 욕구가 충족되는 경험의 반복을 통해 유아적 의존에서 독립으로 발달할 수 있게 되며, 자신이 그것을 '원했다'의 경험에서 '창조했다'의 경험으로 바뀌게 된다.[11] 이를 통해 유아는 원초아의 욕구를 환경이 아니라 자기의 일부로 느낄 수 있게 된다. 이때 원초아의 만족은 신뢰의 출발이 되고, 대상 항구성의 느낌을 갖게 된다. 이로 인해 유아는 대상을 사용할 수 있게 되고, 실제 세계와 접촉하게 되므로, 참자기를 강화시키게 된다. 또한 참자기는 놀이하는

---

11 창조성은 주변 문제의 해결책을 찾는 능력인 동시에 자기표현을 차단할 우려가 있는 정신 내적패턴을 재정비하는 능력을 말한다. 따라서 참자기의 발달을 돕는 창조성으로, 오래되어 익숙한 삶과 문제해결 방식을 새롭고 성공적인 방식으로 대체하는 능력이다.

것을 통해서 형성된다. 유아는 자아를 발견하고 전체적인 인격을 사용할 수 있게 하는 놀이를 통해서 창조적인 존재가 되는데, 놀이는 중간현상의 확장이며, 항상 창조적인 경험이고, 현실 안에서의 경험이다. 또한 공동의 놀이와 문화경험으로 확장되는데, 이들은 참자기를 발현하는데 중요한 통로로서의 역할을 감당한다.

참자기는 홀로 있을 수 있는 능력이다. 참자기가 있으면 유아는 공포 없이 홀로 있을 수 있으므로, 자기의 연속성을 나타낸다. 덕분에 개인은 이런저런 경험과 위기에도 끄떡 없이 한결같을 수 있다. 또한 참자기는 자발적으로 다양한 감정을 깊이 체험하는 능력을 일컫는다. 그리고 자율적으로 자기를 활성화하고 자기주장을 할 수 있는 참자기는 자신만의 독특한 개별성, 소망, 꿈, 목표를 확인하고, 도전받을 때 이에 대해 성원하고 방어한다. 참자기는 또한 고통스러운 감정을 진정시키는 능력이다.

참자기가 병리적일 때는 다른 사람의 요구에 지나치게 민감한 거짓자기(false self)의 사회적인 축에 의해 가려진다. 모성적 돌봄의 실패로 인해 지나치게 발달한 거짓자기는 외부 현실에 맞추면서 참자기를 보호하고 다른 사람과의 관계를 촉진하는 자기의 부분이다.[12] 거짓자기가 병리적이지 않을 경우에는 자신이 진정으로 원치 않는 것이라 할지라도 참으면서 자신에게 주어진 역할을 담당하게 하며, 환경적 여건에 순응하는 법을 배우게 한다. 따라서 어느 정도의 거짓자기를 함께 가

---

12 거짓자기는 생의 초기에 아이와 어머니가 갖는 관계 속에 있다. 거짓자기는 참자기를 숨기기 위해 조직되고, 뛰어난 지능은 속임수에 사용된다. 이런 특징을 가진 사람이 학문적 성공을 이룬다면, 이로 인해 그들은 주위 사람들의 기대를 충족시켜 주는 대신에 이런저런 방식으로 자신을 파괴함으로써 주위 사람들에게 커다란 충격을 안겨주게 된다.

지고 살아야 한다. 그리고 거짓자기는 엄마의 욕구에 반응하는 성격의 속성이나 상태로, 엄마의 욕구가 유아 자신의 욕구보다 우선하는 경우에 발생한다. 거짓자기가 지나치게 발달하여 참자기가 자리 잡고 있어야 할 인격의 중심에 대신 자리를 잡게 되는 것은 병리적이다.

　모성적 결함은 유아에게 자신의 존재 연속성을 방해하는 자기멸절의 경험으로 다가오며, 자신의 전능성을 방해하는 침범의 경험으로 느껴진다. 이것이 장기간 발생할 때 유아의 경험은 파편화되며, 자신에게 요구되는 어머니의 요구에 조급하게 자신을 강제로 맞추며, 억지로 반응하게 된다. 이를 통해 유아의 인격은 의식에서 분리된, 위축된 참자기와 순응에 기초한 거짓자기로 분열된다. 이때 자발적인 욕구와 이미지와 몸짓의 근원인 참자기는 표현되지 못한 채 마음속 깊은 곳으로 숨어버리고, 거짓자기는 어머니의 기대와 요구에 따라 행동하며 어머니 대신 참자기를 돌보는 역할을 한다. 거짓자기는 버림받지 않을까, 지지와 격려를 상실하지 않을까, 독립적으로 현실에 대처하지 못하는 게 아닐까, 홀로 있을 수 있을까 등의 공포를 감추고 있는데, 이로 인해 거짓자기는 엄마의 인정을 받지 못하는 이유를 알아내고 공포에 대처하는 방법으로 독립(분리-개별화)이 아닌 의존을 택하여 엄마를 모방하고 엄마의 기대와 요구에 순응하도록 한다. 거짓자기는 자기 활성화와 자기표현을 통한 성장의 기회를 피한다. 모든 문제와 해결책이 외부에 있다고 믿는다. 자기의 삶을 어떻게 해야 할지 모르고, 장래에 대한 결정을 내리지 못하며, 결정을 미루거나 적절한 조치를 회피하는 우유부단한 습관을 가진다. 자신이 하고 싶은 대로 하지 않고 다른 사람들이 자기에게 바라는 대로 살며, 자신이 원하는 대로가 아닌 "마치-같은"

으로 표현되는 성격을 갖게 되며, 환경에 맞추고 남의 환심을 사기 위해 적응한다. 또한 다른 사람의 인정과 사랑을 받기 위해 노력하며, 이를 위해 최고이고 싶은 욕구를 가지고 있는데, 이는 좌절을 초래할 수도 있다.

거짓자기는 퇴행적인 행동을 하면 보상받고, 자기주장과 자율성을 드러내면 버림받을 것이라는 믿음을 가지고 살아간다. 공허하고 기분 나쁘고, 죄의식이 생기고, 스스로가 추하고, 무력하고 부적절해 보인다. 또한 거짓자기는 자신의 정직한 표현이나 주장을 억압하기 때문에 분노, 좌절, 제지당한다는 느낌이 팽배해 있다. 이로 인해 나쁜 감정을 차단하기 위해 자기 파괴적인 행동을 일삼거나 우울을 겪는다. 따라서 거짓자기는 대인관계에 어려움을 겪는다. 홀로 있는 것과 아무 일도 하지 않는 상황을 견디지 못한다. 또한 혼자이게 될까 봐 자신의 참자기를 드러내지 못한다. 이로 인해 관계에서 매달리기를 선택하거나 마음의 상처와 거부에 대한 공포 때문에 멀찌감치 떨어져 마음을 열지 않는 쪽을 선택한다. 대상항상성이 없기 때문에 사람들과의 관계에서 상대를 전체적인 실체로 파악하지 못한 채, 긍정적인 측면과 부정적인 측면으로 나누어 어느 한쪽과 관계를 맺으며 살아갈 것이다. 거짓자기는 자신에 대해 과장된 이미지를 가지고 있고, 다른 사람이 이를 반영해주기를 바라며, 완벽주의 성향을 가진다. 거짓자기는 부적절하고 파편화된 자기감에 기인한 잠재적 격노나 우울증을 피하기 위해 자신의 완벽함을 과시하고 자기 인생의 일부인 가족, 친구, 동료들 역시 완벽해야 한다고 생각한다. 완벽을 추구하려고 하기보다 완벽을 성취하려고 하며, 이로 인해 완벽주의 성향의 부정적 특성을 지니게 된다.

• 중재

　모든 정신병리는 절대적 의존기로부터 독립을 향해 가는 과정에서 환경에 의해 발달이 정지되어 발생한 것이다. 정신증은 전능방어와, 전혀 통합되지 않은 자기에서 기원하는 것이다. 아이가 전능환상을 점진적으로 포기하는 과정 없이, 조숙하게 현실에 의해 침입을 받을 때 경험하는 멸절불안으로 인해, 자신이 사용할 수 있는 유일한 방어인 전능방어에 매달리게 됨으로써 발생하는 것이다. 이때 정신에너지가 전능방어를 통해 자아보호에 편중되기 때문에 자아의 발달은 정지되고, 유아는 현실로부터 오는 어떤 자극도 멸절불안으로 경험하게 된다. 그리하여 실제적 정서는 부인되고, 전능환상에 따른 마술적 사고에 고착되어 현실을 왜곡하게 된다.

　경계선 장애와 자기애적 인격장애는 절대적 의존기의 외상 경험으로 인해 전능방어에 고착되었지만, 자기의 통합이 어느 정도 이루어진 경우이다. 이들은 상대적의존기 동안에 상대적 박탈 경험을 겪었던 사람들이며, 따라서 잃어버린 만족경험을 되찾고자 하는 시도가 증상으로 나타나거나 치료 과정에서 표출된다.

　순수한 상대적 의존기의 병리는, 절대적 의존기 동안 경험한 충분히 좋은 어머니의 덕으로 어느 정도 통합된 자기를 형성한 상태에서, 환경의 실패를 겪으면서 나타나는 것이다. 절대적 의존기의 만족경험이 상대적 의존기에 너무 일찍 박탈당함으로 인해 발생한 경우, 상실한 대상에 대한 의존욕구와 그 대상의 회복욕구가 두드러진다. 이는 전형적으로 물질 중독, 섭식 장애, 성적 문란을 수반하는 우울장애로 나타난다. 이러한 병리에서 물질은 어머니 대상인 동시에, 어머니가 아닌 대상으로 인식된다는 점에서 중간대상과 유사하다. 하지만 이는 박탈 이전의 어머니와의 관계를 복원시키고자 하는 것으로, 포기하기가 쉽지 않다. 경계선 환자는 상대적 의존기 동안에 중간대상에 고착된 경우인데, 내재화된 모성 이미지가 빈약한 상태에서 전능적 융합욕구와 분리욕구라는 양극적인 욕구 사이를 넘나든다.

절대적 의존기의 절대적 적응 상태가 지속되는 경우, 적절한 환경의 실패 경험이 지연될 때, 유아는 계속적으로 본능적 흥분을 추구하며 자아관계성을 형성하지 못한다. 종국에는 유아가 홀로 있을 수 있는 능력을 발달시키지 못한다. 따라서 과도한 의존욕구와 성적요구에 매달리게 된다. 이것은 어머니의 과도한 이해 또는 과잉보호 때문에 발생한 것이다.

효과적인 중재를 위해 Winnicott는 중재자는 내담자의 참자기가 새롭게 자라도록 돕기 위해 다음의 행위들을 제공해야 한다고 주장한다.

첫째, 공감과 이해를 통해서 자신의 감정을 지탱하고 경험할 수 있는 안정된 심적 공간을 제공하는 정서적 안아주기(holding).

둘째, 필요한 것을 주기(object providing). 그때그때 필요한 의미 있는 해석을 제공해 준다.

셋째, 감정과 생각, 태도를 반영해 주고 명료화해 주어 진정한 자신의 모습을 되찾아가는 거울역할(mirroring) 행위를 제공한다. 이것은 거짓자기가 요구했던 허영과 과시가 아니라 진지함과 진정한 사랑 그리고 관심을 가지고 내담자를 보아준다.

넷째, 내담자의 미숙한 참자기의 일면을 수용하고 견뎌주기(survival) 행위를 제공한다. 이는 공격적인 에너지가 점진적으로 참자기의 인격 구조 속에 통합될 수 있는 기회를 제공해준다.

## Margaret S. Mahler

인간은 선한 존재도 아니며, 약한 존재도 아니다. 선을 추구하는 존재이다. 그리고 대상과의 관계에 의해서 그 특성이 결정되는 유동적인 존재이다. Mahler는 인간의 본성을 구성하는 필수적인 특성으로 1)인간은 상대가 필요하며 자신에게 관심을 보여주는 대상을 끊임없이 추구하고, 2)인간은 자율성을 통해 자기를 확인하려는 실천적 욕구와 의지를 가지고 있으며, 3)인간은 자기중심으로부터 다른 존재와의 참여를 구한다. 그러나 동시에, 수반되는 위험을 두려워한다. 그리고 4)인간은 주체성을 확립하려는 의지와 자극에 의해 강화되는 자아의식이라는 특성을 가지고 있음을 언급한다.

### • 아동의 발달 단계

Mahler의 발달이론은 유아의 대상관계가 초기 양육자와의 관계에서 어떻게 형성되는가에 관심을 두는데, 이는 유아의 정상적인 심리 발달의 이해, 유아 자폐증이나 성격장애 등과 같은 정신병리의 초기 원인들의 이해에 도움이 되고 있다. 또한 초기관계에서의 부적절한 분리와 개별화가 개인의 심리적 성장뿐만 아니라 부부관계나 가족관계에 미치는 부정적 영향을 이해하는 데 도움이 된다.

유아들의 각 단계 과정을 성인 시기의 인간관계를 대부분 결정한다고 보는 측면에서는, 성적 발달 관계의 성공 정도가 후의 성격에 영향을 미친다는 Freud의 발달 단계와 비슷하다. 하지만 차이가 나는 점은 Freud의 성격 발달에서 성에너지가 쾌락을 목표하지만 Mahler의 성격 발달에서는 정신에너지가 타인과의 관계를 목표한다.

### 1) 정상적 자폐단계

대략 출생에서 4주까지를 말한다. 정상적인 분리-개별화 과정을 위한 시작으로 대상을 못 느끼며 외부 자극에 대한 리비도의 집중이 거의 없다. 무엇보다 생리적 욕구가 우세하며, 정신체계는 자기만족적이고 폐쇄된 단일 체계이다. 유아는 어머니의 돌봄을 통해서 자궁 내 삶에서 지배적이었던 리비도 분포 상태, 즉 본래의 무위적 상태로 회귀하고자 하는 경향성으로부터 점차 벗어나 환경과의 접촉 및 자각을 증대시켜 간다.

### 2) 정상적 공생단계

4주~5개월 사이의 시기이다. 유아는 어머니와 분화되지 않고 융합된 공생 상태이다. 생후 2개월부터 유아는 외부 자극에 민감하게 반응하기 시작하면서 외부의 대상으로서의 자신의 긴장을 감소시키는 어머니를 희미하게 인식한다. 내부와 외부가 다르다는 것이 서서히 의식되는 상태를 말한다. 이때가 정상적인 공생단계의 시작이다. 이 단계에서 유아는 자신과 어머니가 하나의 공통된 경계내의 이중적 단일

체인 것처럼 행동하고 기능한다. 그리고 이 단계부터 유아는 리비도
를 집중시키며, 경험을 조직화하기 시작하여, 좋고 나쁜 기억들의 흔
적이 생겨난다. 이 시기 동안 유아에게 좋게 느껴지는 경험은 '좋음'으
로, 고통스럽게 느껴지는 경험은 '나쁨'으로 범주화된다. 공생단계에
서 일차적 자기애가 여전히 우세하지만 자폐단계에서처럼 절대적이
지는 않다.[13] 유아가 경험하는 몸 전체를 통한 접촉, 지각적 경험, 특히
안아주는 어머니로 인해 생기는 압력은 운동 감각 발달뿐 아니라 공생
경험에서도 중요한 역할을 한다. 또한 유아와의 눈 마주침, 젖 먹이기,
이야기하거나 노래 불러주기를 할 때 유아의 공생 경험은 적절한 공생
단계에 들어가도록 촉진한다.

### 3) 분리-개별화 단계

5개월~36개월의 시기이다. Mahler는 유아의 생물학적 출생과 심리
적 출생의 시간을 일치하지 않으며, 한 개인의 심리적 출생을 분리-개
별화 과정이라고 본다. 현실세계와 관련되어 있으면서도 동시에 분리
되어 있다는 느낌을 확립하는 시기로, 여기서 분리는 어머니와의 공생
적 생활을 벗어나, 유아 자신의 개인적 특성을 갖추어 가는 개별화가
시작되는데, 이 둘은 상호보완적 발달 경로이다. 분화를 시작으로 어
머니를 거의 배제한 채 자신의 자율적 기능에 몰입하는 시기이며, 재
접근 시기를 거쳐 개인정체감에 대한 원초적 느낌과 리비도적 대상항
상성 및 자기 항상성을 향한 단계로 나아간다.

---

13  어머니에 대한 유아의 욕구는 절대적인 반면 유아에 대한 어머니의 욕구는 상대적이다.

Mahler는 초기 대상관계 경험이 욕동이론에서 주목받지 못했던 정신병리(틱, 아동정신병, 경계선적 병리)뿐만 아니라 신경증에도 영향을 미친다고 주장함으로써, 대상관계의 중요성을 욕동모델의 중심으로 확장시켰지만 욕동모델의 근본적인 전체를 변화시키기보다는 대인관계와 대상관계가 시작되는 시기를 앞당김으로써 욕동모델의 세부사항만 수정하려고 하였다. 욕동에서 파생된 욕구의 만족보다는 만족스러운 대상관계의 경험이 훨씬 더 중요하다는 사실을 알고 있었지만 고전적 정신분석의 틀을 버리지 못하였다.

① 분화단계(Differentiation)

생후 5~10개월이 되는 시기로, 어머니와의 공생적 상태에서 벗어나는 부화(hatching)과정이 시작된다. 심리적 탄생의 경험이다. 어머니 이외의 세상으로 리비도가 집중되기 시작한다. 부화된 유아는 희미하고 몽롱한 공생 상태를 벗어나며, 주위 환경의 자극들에 더욱 기민하게 반응하고 지각하게 된다. 접촉에 의한 감각과 내부로부터 오는 감각을 구별하게 됨으로써 자기와 대상 사이의 차이를 감각적으로 식별할 수 있게 된다. 부화단계 후기에 확립되는 어머니와 타자를 구별하는 능력은 외부대상들 사이의 차이들을 구별할 수 있게 해준다.

생후 7~8개월경부터 유아가 보이는 어머니를 되돌아보고 점검하기를 반복하는데, 이는 신체적 그리고 심리학적 분화의 시작이다. 이는 정상적인 인지 및 정서 발달의 가장 중요한 양식이다. 이때 유아는 어머니로서의 어머니를 알게 되면서 어머니의 몸에 속한 것과 그렇지 않은 것, 어머니와 다르게 보이거나 비슷하게 보이는 남자와 여자, 물건을 구별하기 시작한다.

　큰 갈등 없이 공생단계를 지낸 유아들은, 평균적인 시점에서 어머니의 신체로부터 약간의 거리를 두면서 호기심과 신기함을 가지고 적극적으로 분화하는 징후를 보이기 시작한다. 하지만 갈등이 있었을 경우에 유아는 분화의 형태와 정도 면에서 다양한 손상이 나타난다. 즉, 기본적 신뢰감이 적절하게 형성되지 않은 아동은 심한 낯가림을 보이며 호기심과 신기함보다는 두려움을 보인다.


　② 연습기(practicing)

　생후 10~16개월의 시기로 배로 기고, 무릎으로 기며, 기어오르고, 다시 일어나는 등 운동 기능이 발달한다. 때문에 유아는 어머니로부터 떨어져 걸어 다닐 수 있게 되어 행동반경이 넓어진다. 보행은 아동에게 현실 세계를 발견하게 하고, 아동의 현실 검증 능력을 크게 증대시킬 뿐만 아니라 일반적인 신체적 쾌락 및 감각 반응을 급증시킨다.

　약 10개월경에는 초기 연습 단계가 시작되며, 유아는 어느 정도 어머니로부터 떨어져 행동하고 탐색할 수 있지만, 여전히 어머니를 정서적 재충전을 위해 되돌아온다. 때때로 어머니에 대한 관심을 거의 잊을 정도로 자율적인 기능의 연습에 몰두한다. 이후 실질적인 연습단계가 시작되는데, 인지기능과 서서 걷기와 같은 자율적인 기능이 급성장한다. 이차적 자기애와 대상사랑 모두가 절정에 이르는 시기이다. 이 시기 유아의 시야는 무한히 넓어지고, 시야에 들어오는 것들은 아동의 기분을 고조시킨다. 유아는 자신의 신체와 새롭게 성취한 신체 기능을 즐길 뿐만 아니라 어머니 이외의 다른 성인들을 쉽게 받아들인다. 좌절에도 비교적 개의치 않는 모습을 보인다. 자신의 개별성을 주장하는 큰 진전이 이루어지는데 이것은 아동이 정체감을 형성하는 첫 단계이다. 유아가 잘 해낼 수 있다고 느끼는 어머니의 기대와 믿음은 아동의 발달(전능감. 자율성. 자아존중감)에 매우 중요한 자극제가 된다. 어머니로부터 분리되는 아동의 기능이 급속하게 발달함에도 불구하고 아동은 어머니가 자신과 분리된 사람이라고 생각하지 않는다. 어머니의 부재를 인지할 때만 저조한 기분 상태가 된다.

③ 재접근 단계(Reapprochement)

생후 16~24개월의 시기로 이전의 자기애적인 전능감은 약화되고 자신이 아주 작은 사람이라는 것을 깨닫는다. 걸음마 유아의 분리에서 중지되었던 친밀감에 대한 욕구가 다시 나타난다. 재접근 단계에서 걸음마 유아는 어머니에 대해 어머니가 실제로 자신과 분리된 사람이라는 것, 어머니가 항상 자신을 위해 존재할 수 없다는 것을 재차 새롭게 분명히 인식하게 된다. 유아는 외부세계에서의 새로운 발견들을 어머니와 공유하고, 언어를 사용하는 것을 통해 어머니와 수준 높은 새로운 상호작용을 시도한다. 이 단계 동안 어머니가 유아를 사랑하고, 유아의 양가감정을 수용해줌으로써 걸음마 유아는 정신에너지를 중화시킬 수 있다. 이 중화된 에너지를 자기 표상에 집중시킬 수 있다.

Mahler는 재접근 단계 동안에 유아를 대하는 어머니의 태도가 매우 중요한데, 어떤 어머니는 분리를 향한 유아의 욕구를 좌절시키고, 어떤 어머니는 유아를 다 컸다고 간주함으로써, 그의 욕구를 무시하거나 새롭게 나타나는 유아의 의존성을 거부한다.

정신내적인 발달과정에서 재접근기라는 발달 단계는 유아가 네 번째 발달 단계에 도달하기 전까지의 모든 단계별 발달과정을 합친 총합적 결과인데, 3단계로 나누어진다.


− 초기 재접근

생후 15개월 경 걸음마 유아는 어머니는 더 이상 안식처가 아니고 분리된 사람이라는 인식을 한다. 계속 확장되는 자신의 세계에서 유아는 어머니의 바람이 자신의 바람과 항상 동일한 것은 아니라는 것을 인식하게 된다. 이때 유아는 자신의 몸 전체를 자신의 고유한 소유물로 경험함으로써 신체 자율성에 대한 요구가 일어나 자신의 몸이 타인에 의해 제한되는 것을 좋아하지 않는다. 어머니가 없을 때 이전 단계에서 특징적으로 나타나는 아동의 저조한 기분이 초기 재접근 단계에서는 과도하게 활동하거나 안절부절못하는 행동으로 드러난다. 아동들은 어머니의 부재에 대처하는 더 적극적인 방법을 발견하는데, 부모를 대신하는 성인들 또는 다른 아동들과 관계를 맺고 상징적인 놀이를 한다. 점차 확대되는 사회적 세계와 자신의 활동 및 소유물을 공유하는 데 커다란 즐거움을 갖는다.

대부분의 유아들에서 초기 재접근 단계는 17개월에서 18개월 에 절정에 도달한다. 이때 분리에 대한 일시적인 공고화 과정이 일어나고 수용한다. 이때 다음 단계에서 나타나게 될 애정 대상과의 갈등의 전조들이 차츰 윤곽을 드러낸다. 가장 두드러진 것은 모든 유아들이 이때 짜증을 내는 것이다.

- 재접근 위기

생후 18, 20개월~24개월에 나타난다. 대상관계의 변화뿐만 아니라 발달과 성숙에 따른 변화를 겪고, 자율적 자아기능이 급속도로 변화하며, 언어 능력이 빠르게 발달하고 현실검증 능력이 나타난다. 이로 인해 이상적인 자기감의 상실과 세상이 자기 마음대로 되지 않는다는 사실을 깨닫게 되면서, 유아는 재접근 위기에 처하게 된다.

이 시기는 매우 힘들고 고통스러운 시기이다. 이 고통을 해결하는 방식은 유아의 이후 성격발달에 많은 영향을 미친다. 이 시기의 유아는 독립과 의존이라는 두 가지 방향으로 향하는 욕구가 동시에 존재한다. 유아는 외부로부터 도움이 필요하다는 사실을 경험하지만, 동시에 분리-개별화를 공고히 하기 위해서는 다른 사람이 제공하는 것을 거절할 필요가 있다는 사실을 배우기도 한다. 이 결과, 유아는 한편으로는 어머니에게 심하게 매달리고, 다른 한편으로는 어머니에게 심하게 반항한다. 남자와 여자의 신체적 차이를 알게 되고, 자신의 성 정체성에 대한 생각을 갖게 된다. 그리고 이전보다 아버지에 관심을 갖고 아버지와 특별한 관계를 맺으며, 정서범위의 확대와 감정이입을 시작한다. 이때 유아를 대하는 어머니의 의식적 무의식적 태도가 중요하고, 독립에 대해 허용적인 양육태도가 중요하다.

재접근의 위기가 잘 해결되어야 이후의 심각한 정신병리를 막을 수 있다. 이 시기를 성공적으로 통과하는 것은 심각한 정신병리를 예방하는 최선의 길이다.


④ 개성의 공고화와 정서적인 대상항상성(emotional object-constancy)의 시작

생후 24개월~36개월에 해당한다. 삶의 전체에 걸쳐서 계속 진행되어 다양한 결과를 갖는다. 중요한 정신내적 발달을 이룩하는 기간이다. 유아는 자기 경계의 느낌을 획득하고, 원초적 성 정체감의 공고화도 일어난다. 여기서 정서적 대상항상성이란 애정대상이 부재하는 동안 그 표상을 유지하는 것 이상으로 더 많은 것을 의미한다. 또한 좋은 대상과 나쁜 대상의 표상을 하나의 전체적 표상으로 통합한다. 이것은 공격적 욕동과 리비도적 욕동의 융합을 촉진시키고, 대상에 대한 증오를 완화시킨다. 대상항상성을 성취한 상태에서는 애정대상이 더 이상 만족을 주지 못하더라도, 유아는 그 애정대상을 거부하거나 다른 것으로 교체하지 않고, 계속 대상을 추구하고, 불만족스러운 것으로 취급하지 않는다. 대상항상성을 성취할 경우 비로소 일시적인 분리의 시간이 연장될 수 있고, 아동이 분리를 견딜 수 있게 된다.

⑤ 개별성의 성취

복잡한 인지 기능, 즉 언어적 의사소통, 공상, 현실검증 능력의 발달이 특징적으로 이루어진다. 자아가 급속히 분화하는 20~22개월부터 30~36개월까지의 기간 동안 개별화는 크게 발달한다. 이 시기의 유아는 대상의 표상과 명확히 분리된 자기의 정신적 표상이 확립되고, 어머니는 세상에서 분리된 존재임을 분명히 인식하며, 자기 정체성 형성의 길이 열린다. 이상적인 경우, 대상이 일시적으로 부재하는 동안 아동의 정서적 평형을 유지시켜 준다.

• 중재

유아 욕구의 변화와 이 변화에 따른 어머니의 반응 사이의 관계는, 유아의 행동과 그에 대한 어머니의 반응 사이의 상호작용의 결과임이 밝혀졌다. 그 결과, 재접근 시기에 유아를 대하는 어머니의 의식적·무의식적 태도가 중요하고 독립에 대해 허용적인 양육태도가 중요하다고 보았다. 중재 역시 이러한 관점에 근거한다. 기본적 신뢰감을 적절하게 형성하고, 유아가 잘 해낼 수 있다고 느끼는 기대와 믿음을 유지하고, 유아에 대한 사랑을 유지하고, 유아의 양가감정을 수용해준다.

# 4. 자기심리학(Self Psychology)

Heiz Kohut는 병리적으로 보았던 자기애(Narcissism)를 정상적이고 건강한 발달을 위한 필수적인 것으로 보았다. 그리고 Rogers처럼 공감과 중재자와 내담자 사이에 발생하는 전이의 과정을 중요시하였다. 그리고 Kohut의 이론은 사회 구성원이 개인화되고 있는 상황에서 자기애의 문제를 많이 드러내고 있는 현대인들을 이해하고 도와주는 데 있어서 매우 적합한 이론이다.

## 자기(self)

자기란 개념은 자아처럼 심리장치의 구성 요소가 아니고 심리적 기능도 아니다. 이것은 추동에너지에 의해 움직이고 시간적인 연속성을 가지고 있으며 그 자체의 구조를 가진다. 이러한 자기는 원초아, 자아, 초자아의 표상뿐만 아니라 우월감이나 열등감에 대한 표상까지도 포괄한다. 이것은 지각과 동기의 중심이며 마음의 핵심이고 평생 동안 계속해서 발달과정을 겪는다.

## 자기의 발달과정

자기는 독자적으로 형성되는 것이 아니라, 유아의 타고난 능력과 주변 환경에 대한 반응성 간의 상호작용에 의해 생겨난 관계적 산물이다. 미숙한 유아의 자기는 연약하고, 뚜렷한 형태를 갖고 있지 않기 때문에 자기의 응집성, 항상성, 탄력성을 느낄 수 있게 도와주는 자기대상(self object)인 타인이 필요하다. 여기에서 자기대상은 어린 자기가 스스로 수행할 수 없는 필수적인(심리적으로 삶을 지탱해주는) 기능 즉, 모성적 돌봄을 제공해주는 어머니이다. 최초의 자기는 파편화된 자기(fragmented self)로서 존재한다. 이때 유아의 자기는 어머니와의 공생적인 과정을 통해서 모든 것이 완전하고 자신이 전능하다고 생각하는 자기애적 평정상태를 경험한다.

그러나 차츰 어머니의 돌봄이 완벽할 수 없기 때문에 자기애적 평정은 깨지고, 유아는 자기애적 평정을 유지하기 위한 두 가지 전략을 사용한다. 하나는 과대적이고 과시적인 자기(grandoise and exhibitionistic self)이며, 그 뒤를 이어 이상화된 부모상(idealized parental image)을 창조하는 것이다. 이상적인 발달 환경에서 먼저 나타나는 과대적이고 과시적인 자기는 유아의 건강한 전능감을 말한다. 이는 자신이 무엇이든 다 할 수 있다는 느낌을 통해, 잃어버린 안정적 상태를 회복하려는 노력이다. 순차적으로 뒤를 이어 나타나는 이상화된 부모상은 부모 중 적어도 한 사람을 이상화하고, 이 이상화된 자기대상과 융합감을 경험하는 것을 말한다. 이때 부모가 자기대상이 되어서 아이의 과대주의와 과시주의 욕구에 대해 공감적인 반응(mirroring)을 제공해주면, 이것은 차츰 길들여지고 조절되고, 보다 현실적인 요소를 받아들일 수 있는 긍정적인 자기감 또는 자존감으로 성숙해간다. 또한 부모가 유아의 이상화 시도에 대해 이상화된 대상으로서 유아를 과도하게 실망시키지 않고 관계를 맺어주면 유아는 이상화된 부모상과 자리를 동일시하게 되고, 차츰 그 이상화된 부모상을 내면화하며 자기 이상(self ideal)으로 삼게 된다.

이 두 가지 자기대상의 기능이 적절하게 이뤄지면 유아의 자기는 응집적 자기(cohesive self)로 발달하게 된다. 이 응집적 자기의 형성을 위해 제공되는 자기대상과의 관계 경험이 주어지지 않으면 개인은 응집적 자기를 형성하는 데 실패하고 텅 빈 자기(empty self)를 경험하게 된다. 이때 중요한 것은 아이의 입장에서 경험하게 되는 최적의 좌절(optimal frustration)이다. 자기애적 평정이 깨어지는 실망을 감당할 수 있는 정도로만 경험하게 될 때, 자기애의 영역 안에 기본적인 긴장을 견딜 수 있고 자기를 달래는 능력을 제공하는 내적구조가 형성된다. 이것이 변형적 내면화(transmuting internalization)이다.


## 중재

자기애적 전능감과 이상화는 시간이 지나면 자연스럽게 좌절될 수 있는 것이다. 따라서 건강한 자기가 발달하기 위해서는 정상적인 과대적 자기와 과시적 자기를 반영해주고, 양육자가 이상화될 수 있는 가능성을 가지는 것이 충족되어야 한다. 성장하면서 자기 대상이 가끔씩 이 두 가지 유아의 욕구에 덜 반응해 줄 경우에, 자기 대상관계들은 서서히 내면화되어 영속적인 정신구조를 형성하게 된다. 그리고 자기대상은 변형적 내면화를 거쳐 자기 안에 건강한 구조를 발생시킨다. 그러므로 부모들은 유아에게 적당한 좌절을 허용해서 유아가 자연스럽게 환경에 적응하도록 도와주는 것이 무엇보다 중요하다. 이렇게 하여 유아는 점차 내재화된 자기대상-관계표상을 통해 자기조절을 하게 된다. 이러한 과정에 부합되지 않을 경우 장애가 발생할 확률이 높아진다. 이러한 실패는 부모의 병리적 성격 때문에 발생할 가능성이 큰데, 이는 유아의 발달에 치명적 장애가 된다. 따라서 중재자는 초기 발달 관계에서 충족하지 못했던 본질적인 심리 욕구를 다시 충족하게 되는 방법으로, 치료적 관계 안에서 초기 대상관계를 다시 경험하도록 함으로써 내담자의 발달과정을 회복시켜 준다. 즉, 긍정적인 자기감 또는 자존감이 회복된다. 이를 원활히 하기 위해 중재자는 공감적으로 내담자와 안정적 관계를 맺어야 한다. 이후 내담자는 중재자의 점진적인 공감적 실패를 통한 최적의 좌절로 자기애적 평정이 회복될 수 있게 된다. 내담자를 변화시키는 중요한 방법은 내담자가 자신의 자기 대상인 분석가의 기능을 조금씩 내면화하는 것이다. 그리고 내담자 안에 있는 구조적 결함과 부모의 병리적 성격을 밝혀주는 것이 중재의 본질적인 요소이다.

인간은 아무리 성숙한 존재가 된다고 해도 자기를 존중하고 사랑하는 자기애는 계속적으로 남는 특성이다. 자기애가 잘 발달하면 그것은 건강한 자존감의 토대를 형성하며, 이러한 토대 위에서만 타자들과 성숙한 대상관계를 맺을 수 있다. 하지만 자기애가 정상적으로 발달하지 못하면 열등의식이나 자기비하에 빠지게 된다. 발달하지 못하고 고착되어 있는 유아적 자기애가 문제를 일으킨다.

원시적이고 수정되지 않은 과대주의와 과시주의는 사람을 현실적이지 못한 과대망상과 환상에 사로잡히게 함으로써 자신에 대한 열등의식과 무가치감을 유발한다. 이러한 사람은 다른 사람들의 관심과 인정과 찬사에 지나치게 매달리고 그것들을 받기 위해서 자신을 과장하고 과대포장하게 된다. 그러나 이러한 시도에도 불구하고 기대하는 만큼 찬사가 주어지지 않기 때문에 심한 무가치감과 우울한 감정 상태에 빠지게 된다.

자기애적 성격장애가 있는 사람은 스스로를 존중할 수 있는 능력인 자존감이 없기 때문에 남들의 시선과 인정과 찬사에 의존하게 된다. 또한 쉽게 자존심을 상하게 되고 작은 일에도 쉽게 마음을 상하며, 격노한다. 때로는 방어적으로 거만하고 오만한 태도로 나타나기도 하고, 또는 자신은 중요하고 특별한 존재라는 이해로 나타난다.

이유 없이 늘 신체의 여러 부분들이 아프다고 생각되는 염려가 바로 자기애적 성격장애의 표현이다. 이러한 증상의 원인은 응집적 자기를 이룩하지 못하고 파편화되기 쉬운 무력한 자기감에 있다. 이러한 무력한 자기감은 알콜이나 마약 또는 성에 중독될 수 있는 심리적 요인으로 작용하기도 한다.

굴욕감과 열등감은 자기애적 상처를 반영하는데, 이는 자기이상을 형성하지 못한 자기애적 상처를 반영하는 것이다. 많은 경우 이것은 부모가 자녀를 수치스럽게 하거나 아동의 사회화 과정에서 부모가 수치심을 이용하는 것과 관련이 있다고 보인다.

개인이 존중받는 경험을 통해서 자기 안에 좋고 긍정적인 가치를 형성하지 못할 때, 이 상처 입은 자기는 자기 파괴적이 되어 모든 선한 것을 공격하는 시기심으로 표출된다. 이는 자기애적 상처를 가진 사람으로 하여금 그 상처로부터 치유받을 수 있는 모든 가능성을 파괴하는 요소로 작용한다. 여기서 파괴적이지 않고 과장되지 않은, 건강한 공격과 파괴적이며 과장된 장애적 공격성이 있다. 이러한 공격성은 좌절에 따른 반응이다. 정상적인 공격성은 자기주장과 혼합된 좌절을 경험하는 것에서 유래하는데, 최적의 좌절은 자율성을 갖추어 주도성을 갖게 한다. 여기에서 발달은 좌절을 최적이거나 아니거나 구별 없이 모두를 포함하는데, 최적이 아닌 좌절이 과도할 때 자기는 파편화되거나 붕괴되어 이해할 수 없는 분노의 행동으로 문제가 된다. 최적의 좌절감은 공감적 관계에서 발생한 좌절이다. 이는 유아에게 외상이 되는 좌절 경험과 최적의 좌절 경험의 차이가 강도에 있음을 말한다. 엄격하고 위협적인 금지와 부드럽고 유화적인, 게다가 교육적인 금지의 차이를 의미한다.

– 1단계 중재로는 충분히 공감적이고 신뢰할 만한 관계를 제공해준다. 중재자는 중재 상황에서 내담자에게 자기대상이 되어서 그의 과대주의와 과시주의에 공감적인 이해와 반영을 제공해줄 뿐만 아니라, 이상화 대상이 되어서 내담자가 인정받고 동일시할 수 있는 기회를 제공해주어야 한다. 이때 중재자는 공감적 이해와 수용을 통해서 내담자가 옛 관계의 상처들을 노출하며 자신을 객관화시킬 수 있는 능력과 관계 경험을 체험하도록 해준다.

- 2단계 중재로는 공감적 관계를 통해 내담자와 옛 관계의 치료적 활성화의 단계를 형성하면서, 내담자와 중재자는 보다 깊은 자기와 자기대상 관계를 형성한다. 끊임없이 유아적인 욕구를 드러내는 내담자에게 중재자는 충분히 공감적이면서도 불가피하게 주어지는 긍정적 좌절을 제공한다. 내담자는 긍정적 좌절을 통해서 자기대상인 중재자에게 기대했던 유아적-환상적 기대감에서 벗어나 중재자를 현실적으로 바라보게 하고 이 경험을 내면에 받아들여서 건강한 자기를 구축해가는 과정을 거쳐 변형적 내면화가 성공적으로 형성되도록 한다.

- 3단계 중재는 지속적인 변형적 내면화의 과정을 통해 응집적 자기를 형성한다. 내담자는 타인의 경험에 공감적으로 응답할 줄 알고 타인과 건강한 인간관계를 형성할 수 있으며 자신의 내부 안에서 끊임없이 괴롭혔던 삶의 건조함과 무의미함을 극복하고 삶에 대한 적절한 기쁨과 좌절, 희망과 분노 등을 상황과 관계의 틀 안에서 표출할 수 있게 되는 응집적 자기를 형성하게 된다. 그러나 인간은 건강하고 응집적인 자기를 확립함으로써 자기 대상의 필요성으로부터 완전히 벗어나는 것은 아니다.

이러한 중재 후 발달과정에서 대상이 대상표상으로 내재화되기 때문에 정상적인 발달과정을 거치면 대상은 자기 안으로 내재화 된다. 그러므로 이후로 대상에 대한 끈이 없다고 하더라도 자기 안에 있는 대상표상과 충분히 관계하면서 살아갈 수 있다.

# 5. 분석적 음악치료(Analytical Music Therapy)

Klausmeier는 '연주'를 정신분석에서 직접적인 충동목표들에 대한 충동소망들을 사회문화적으로 합목적적이고 쾌적한 목적으로 바꾸는 능력으로 이해하는, 일종의 '승화'라고 주장한다. 사실상 무의식적인 것을 다루는 Freud의 정신분석에서 음악은 치료 방법에서 의미가 없었다. 그러나 인간의 무의식적인 흥분 영역이 쉽게 비언어적으로 충돌한다. 그리고 이들 비언어적인 내용은 어렵지 않게 비언어적으로 표현될 수 있다. 이것이 음악의 치료적 사용 가능성을 나타낸다. Frey에 따르면, 음악은 무의식의 자기만족 경향과 치료 경향에서, 역동적인 이합집산을 통한 통일화된 무의식적 표현에 대한 음향적인 활성체라고 한다. 그리고 Haisch에게서 음악은 생활감정의 어떤 표현이고, 음악행위는 자기애적인 자기만족을 의미한다. 여기서 리듬은 분별된 충동발산으로 해석된다.

또한 Lach, Mosonyi, Racker 이들에게 소리 지르는 것이란, 노래되는 음들 또는 음악의 계통발생적인 뿌리이다. 소리 지르는 것은 이들의 이해에 따라서 고통, 두려움 그리고 공격성의 표현이다. 기쁨이나 환호 역시 마찬가지이다. Racker에 따르면 인간은 진화함에 따라 원초적인 표현들을 조절하는 것을 배운다. 그리고 Racker에게 음악은 자아를 위협하는 위험에 대한 방어기제로 이해된다. Kris에게서 음악행위는 자아의 활동 내에서 초기발달 단계로의 퇴행으로 해석된다.

그리고 또한 Klausmeier에 따르면 음악청취는 어떤 초기발달 단계로의 퇴행을 촉진한다고 한다. 어린이는 어른보다 더 쉽게 퇴행되며, 특히 여자아이는 남자아이보다 더 쉽게 퇴행된다고 한다. 한편 발달심리학적인 관점에서 음악은 학습된 의사소통 매개체이다. 여기서 잡음은 음악의 전 단계로 이해한다. 잡음은 젖먹이가 두려움이나 방어기제로 반응하는 위험에 대한 신호로서의 가치를 지닌다. 잡음에는 위험에 방치된 것으로 체험되는 어떤 무방비가 있다. 이것은 초기 언어 전 단계의 음향적인 경험을 의미한다. 이것은 나중에 어머니의 목소리와 같은 쾌적한 음향적 경험들이 된다. 만약 정신적인 긴장인 두려움이 제거된다면 정신분석적인 관점에서 쾌락이 체험되기 때문에, 에너지는 해소되고 쾌락이 시작될 수 있다. 이러한 상호관계에서 위협적이고 생소한 잡음들과 초기 음향적인 경험은 결정적이다. 따라서 음악을 통하여 정신적인 긴장의 폐기가 이루어지고, 이를 통해서 쾌락이 체험되는 어떤 상황을 만들게 된다.

정신분석적인 관점에서 Willms는 3가지 음악체험을 구분한다.

1)탐지체험은 음악과 함께하는 지적인 이해이다. 합리적으로 음악을 다룬다면 듣는 것은 자율신경적인 반응들이 매우 약하거나 전혀 없음을 의미한다.

2)청각체험으로서, 어떤 퇴행적 체험의 감각에서 감정적인 음악청취를 나타낸다. 이는 자기애적인 퇴행으로 백일몽이나 정화 안에 있는 것일 것이다. 음악의 정보, 연상적 연결 그리고 듣는 사람의 활동적인 참여에 종속되어 자율신경적인 변화들이 나타난다.

3)소음공포에서 장기의 반응 그리고 정신적인 기관의 반응은 음향
   적인 표시로 이해된다. 어떤 새로운, 그리고 전형을 측정할 수 없
   는 음향적 자극은 자율신경에서 내적긴장 즉 두려움을 일으킨다.
   이 두려움은 맥박의 빠르기와 호흡의 변화를 나타낸다.

Freud는 인간의 행동에는 반드시 원인과 목적이 있으며, 무의식적
동기가 인간행동을 유발한다고 생각했다. 즉 Freud에 따르면 기초적
인 욕구의 만족에 따른 쾌락의 원칙을 따르는 원초아, 원초아의 충동
을 수용하거나 좌절시키는 현실원칙을 따르는 자아[14] 그리고 이상과
의 비교, 비판, 처벌들 윤리적인 기준을 따르는 초자아 사이에서 상반
된 충돌인 갈등이 무의식 수준에서 나타날 수 있다고 한다. 그리고 갈
등에서 비롯된 불안으로부터 자신을 보호하기 위해 다양한 방어기제
를 사용한다. 그런데 이 방어기제가 무분별하고 충동적으로 사용될 때
는 병리적이 된다. 여기서 중요한 점은 자아가 원초아의 충동적 요구,
초자아의 도덕적 압력과 현실의 요구 사이의 균형을 성취하기 위하여
기능한다는 것이다. 이는 개인이 건강한 삶을 살기 위해서는 원초아,
자아, 초자아가 서로 균형을 유지하며 공존할 수 있어야 함을 의미한
다. 만약 균형을 유지하는 과정에서 이 세 요소들 어느 한 요소가 지나
치게 강화될 경우 인간은 불안을 경험하게 된다고 본다. 이러한 균형
속에서 성격 발달 단계가 진행되는데, 앞에서 본 바와 같이 각 단계에
서 영아는 욕구 만족을 충분히 얻을 수 있어야만 다음 단계로의 발달
이 이루어진다. 만일 충분한 만족을 얻지 못해서 욕구 불만이 생기거

---

14  이때 자아는 욕구의 즉각적인 충족보다는 지연을 통하여 만족을 얻는다.

나, 또는 그 만족을 얻는 쾌감에 지나치게 몰두하여 다음 단계로 넘어가지 못하게 될 경우 고착이 일어나는데, 이때 역시 병리적이 된다. 따라서 정신분석적인 치료에서 문제의 증상이 왜 존재하고 어디서 출발했는지에 대한 이해를 얻음으로써 정신 건강이 성취될 수 있다고 이해한다. 즉 분석 작업을 통한 자기이해와 성찰은 곧 증상의 제거와 본질적 치유를 가져올 수 있다고 생각했다.

지금까지의 전술들은 분석 작업에서 장애의 원인을 성찰하기 위한 것이다. 이론 대부분의 치료 목적은 무의식을 의식화하는 것이고[15], 무의식적으로 작동하는 정신원리를 의식화하고 개성화 과정을 촉진하는 것, 편집-분열성 자리에서 좋은 경험과 우울적 자리에 완전하지는 않지만 좀 더 안전성을 더해주는 것, 원활한 유아적 의존 단계의 발달, 중간대상의 이해와 충분히 좋은 어머니의 재경험, 유아의 정상적인 심리발달 특히 초기관계에서의 적절한 분리와 개별화, 정상적인 과대적 그리고 과시적 자기의 반영, 양육자가 이상화될 수 있는 가능성 충족 등이다.

이때 모든 언어적, 비언어적 표현은 탐구되고 분석된다. 그리고 중재자와의 관계성 안에서 자기 자신에 대한 이해와 성찰을 찾아가게 된다. 즉 중재는 분석을 통해 자신도 모르던 무의식을 의식화하고, 자기의 복합적인 동기와 소망을 마주해 낯설고 두려운 나의 모습을 깊은 통찰과 지혜로 수용하고 정리하면서 새로운 나로 통합해 가는 과정이다. 그런데 Freud에 따르면 방어기제 중 하나인 이 저항은 억압실패에 대한 하

---

15  무의식적인 문제를 의식적으로 불러오는 방식으로는 꿈의 보고, 자유연상 등이 있다.

나의 위협으로, 발생된 불안을 피하기 위해서 나타난다고 한다.

또 다른 방어기제인 억압은 불안을 유발하는 관념적이며 지각적인 내용을 무의식적으로 잊어버리는 것을 의미하며, 이것이 의식으로 불러일으켜지는 것을 막는다. 이때 음악치료는 이러한 저항을 가능한 한 적게 할 수 있다. 일단 음악치료에서 연주되는 즉흥연주는 음악적인 법칙이 아니라 오로지 내면적인 표현만이 중시된다. 이를 통해서 감정의 언어인 음악은 초자아를 넘어가는 것을 가능하게 한다. 그리고 무의식적인 갈등들을 나타나게 할 수 있다. 이는 음악이 인간의 본능(ld)과 잠재적 욕구를 일깨우고, 사회적으로 용납되는 형태로 표현 가능하게 하며, 자아의 기능을 강화시킬 수 있을 뿐 아니라, 동시에 감정을 표현하거나 승화시키거나 통제할 수 있고, 이에 더 나아가 음악이 Id, 자아, 초자아의 균형을 유지하는 것을 도울 수 있다고 이해하는 Alvin의 주장과도 일맥상통하는 것이다. 이러한 이해는 Jung의 자기(self)의 기능과도 부합하는 내용이다.

M. Priestley 역시 음악치료가 자아, 초자아 그리고 원초아의 작용이 조화적으로 통합할 수 있다고 한다. 자신도 인식하고 있지 않았던 과거의 경험이나 상처가 일시적으로 무의식적으로 음악으로 표현될 수 있는데 이때 원초아의 쾌락집중은 최소한 부분적으로 그리고 일시적으로 자신의 억압 그리고 희망에 상응하는 감정들의 자유로운 표현을 통해서 충족된다. 그러나 이는 자아의 입장에서는 충분히 만족스럽지 못한 것으로 이해된다. 따라서 연주 후의 대화를 통해 무의식의 문제들을 의식화하고 명료화하는 과정이 동반된다. 이러한 과정에서 자아의 현실원리는 자신의 자극들이 어떤 이합집산을 통한 질서를 기초로

하는 통일체가 주어지게 되기 때문에 만족에 있게 된다. 만약 이러한 과정을 거치지 않는다면, 문제는 다시 무의식 차원으로 돌아가 같은 문제가 되풀이될 수 있다. 음악행위는 사회적으로 인정되는 활동이 중요하기 때문에 초자아의 도덕적인 정렬에 적당하다.

앞서 소개한 대상관계이론을 바탕으로 볼 때, 음악을 중간대상으로서 치료사와 내담자 간의 치료적 관계를 발전시키고 치료적인 변화를 유도하는 매개체로 사용하는 것은 Freud 이론과 유사한 기본 개념을 유지한다. 그러면서 인간 행동의 동인을 대상을 찾고, 다른 사람과 의미 있는 애착을 맺고자 하는 욕구에 초점을 두는 Melanie Klein, C. G. Jung, D. W. Winnicott, M. Mahler 등의 설명을 필요로 한다.

Hamilton이 설명하는 대상관계이론에 의하면 대상은 정서적 에너지가 투여된 사람이나 장소 또는 사물인 외적 대상과 사람이나 장소 또는 사물과 관계된 개념이나 환상이나 기억인 내적 대상이 있다. 앞서 설명된 대상관계는 공통적으로 '자기'와 내적 혹은 외적 대상과의 상호작용이다. 대상과의 만족스러운 관계를 형성하는 데는 먼저 보통 유아 때부터의 경험축적뿐만 아니라 신경생리적인 능력의 성숙이 이루어지면서 나타난 외적인 것과 내적인 것을 구별할 수 있는, 그리고 이를 통해 내적인 상으로 조직할 수 있는 능력이 있어야 한다.

생후 1개월 미만의 유아는 자기를 어머니에게서 분리된 개체로 인식하기보다, 어머니와 타인 간의 구별을 먼저 한다. Freud는 이런 상태를 원초적 자기애(primary narcissism)라 불렀는데, 대상을 구별하는 능력이 자기(self)를 분리된 개체로 인식하는 능력에 앞서 나타난다. 이러한 어머니와 자신과의 구분이 없는 공생(symbiosis)은 가장 미분화된 자기와 대상과의 관계이다. 자기가 대상과 분리되지 않음을 경험하는 공생은 전통적으로 사랑이나 황홀감 같은 유쾌한 정서 경험과 불쾌한 경험과도 연관되는데, 모든 정신생활은 이 공생에서 시작한다. 이때 신생아는 마치 환각에서 내적인 것과 외적인 것, 자기와 대상 간에 혼동이 일어나는 것처럼 인간 자극과 비인간 자극을 구별하지는 못한다. 또한 다른 사람의 생각과 의견이 자기 자신의 것이라고 생각한다. 그리고 시간과 공간 역시 구별되지 않는다. 생후 2~6개월에 필요를 충족시켜 주는 대상에 대한 희미한 인식이 신경계의 성숙에 따라 기억과 인지 및 운동협응의 기능이 발달함에 따라 발전된다. 여기서 자기에 상응하는 자아는 지각과 기억, 인지, 정서, 행동과 양심의 요구 영역에서 비교와 대조를 통해 분별하고, 통합하고, 균형 잡고, 조직하는 자아 본연의 정신기능을 시작하려고 한다. 자아의 기능에 결함이 있을 때 정신적 장애가 나타난다. 진정한 양자관계로 발전하기에는 분화가 아직 완전하지 못할 때이다. 하지만 유아는 배고프고, 젖 먹여지고, 안기고, 바닥에 내려지고, 어머니의 몸과 자신의 몸을 보고, 듣고, 냄새 맡는 경험을 기억하고, 조직할 수 있게 된다. 공생단계에서 어머니가 유아와 충분한 심리적으로 함께하면, 유아는 마치 소망과 성취가 하나인 것처럼 자신의 요구와 바람, 배고픔이 어머니의 존재로 충족된다고 연결 지을 수 있다. 만일 유아가 이런 관계를 갖지 못하거나, 자신의 요구를 알리는 단서를 어머니가 적절히 받아들여 반응하지 않으면, 유전적으로 입력된 유아의 자아기능이 제대로 발달하지 못한다. 극단적인 예로 Spitz는 고아원에서 자란 아이들을 안아 주거나 흔들어 주거나 어루만져 주지 않으면, 상호작용이 부족한 아이는 꼼짝하지 않고 누운 채 시선을 한 곳에 고정시키고, 주위환경에 무관심하게 되었다고 한다. 반대로 최적의 상호작용을 경험한 아기는 자극을 지각하고 처리하며 기억하고 반응하는 능력을 점차 발달시키는 모습을 보인다. 즉 유아는 공생적 애착이 안정될수록 낯선 사람에 대한 반응에서 불안이 더 적게 나타나고 관심이 더 크게 나타난다.

생후 6~24개월에 자아가 더 성숙함으로써 어머니에 대해 형성되는 자신의 정신적 이미지를 주위에 있는 모든 사람과 비교하고 대조하고, 분리와 개별화 단계를 시작한다. 또한 집요함과 목표지향성의 모습을 보인다. 어머니는 이전의 공생적 관계의 자기−대상의 잠재성을 유지하고 있으므로 유아는 어머니에게 매달린다. 그리고 아이가 자신의 분리와 무력감에 대해 점차 인식하게 되면서 재접근단계가 시작된다. 또한 재접근이 해결되어 가면서 아이는 어머니가 때때로 부재하더라도 자신을 사랑하는 어머니의 존재가 계속된다는 확신이 커진다. 아이는 대상에 대해 점차 안정된 감각을 갖게 되면서 자신의 개별성에 대해 좀 더 안정되고 복잡한 감각을 발달시켜 나간다. 유아가 특별한 담요나 곰 인형 혹은 다른 부드럽고 유연한 물건에서 쾌감을 느끼기 시작하는 시기가 이때이다. 유아가 각별하게 여기는 소유물을 Winnicott는 중간대상이라고 불렀다. 이 단계가 진행되는 가운데 신생아의 운동기능들이 증가하고 이를 바탕으로 주변 세상을 탐색한다.

약 16~24개월 사이에 유아의 운동기술이 증가함에 따라 인지적 능력 역시 발달하고 유아는 의존과 독립에 대한 욕구를 동시에 표현한다. 이 표현은 언어라는 형태의 의사소통과 결합된다. 이 언어행동은 유아가 세상과의 관계에서 고유한 존재로서 자기에 대한 감각을 발달시키고 있음을 확인시킨다.

Klein에게 장애란 피해의식이 감소하고 자아통합이 촉진되지 않고, 대상의 좋은 측면과 나쁜 측면이 통합되지 않고, 유아는 엄마를 좋은 감정과 나쁜 감정 둘 다를 주는 사람이라고 보지 않을 때 나타나는 것이며, 좋은 외적 경험이 없을 경우를 말하기도 한다. Fairbairn의 관점에서 장애란, 현실에서 어머니와의 만족스럽지 못한 관계가 내면화됨으로써 타자와의 생산적이고 밀접한 상호성을 가지지 못함을 말한다. 다시 말해서 타자들과의 관계가 자연스럽게 성숙해 나가는 과정을 정서발달이라고 보는데, 이 과정이 방해받게 되면, 그를 보상하려는 내적관계들이 증가하게 되고, 그 결과로 내적세계가 분열되어 정신병리가 발생한다고 본다. Winnicott는 충분히 좋은 어머니의 부재나 제한, 소극적인 참자기나 과장된 거짓자기들로 인해 장애가 발생한다고 이해한다. Mahler는 장애를 초기관계에서의 부적절한 분리와 개별화, 그리고 비정상적인 발달로 인해 발생한다고 이해한다. Kohut이 이해하는 장애란 부모의 지속적인 공감과 좌절허용이 원활하지 않아 자기 (self)가 미발달하여 나타난 것이다.

종합적으로 볼 때 장애란 영아의 심리적 욕구를 채워 주지 못한 최초 양육자의 무능에서 비롯된 발달의 억제에서 증상이 출발한 것으로 여겨진다. 정신병의 특징은 자기와 대상 간의 혼동이지만 모든 사람은 이런 혼동을 경험할 수 있다. 따라서 많은 임상가들은 정신병 환자가 아닌 사람은 그들의 경계가 느슨해지는 상태를 필요에 따라 조절할 수 있지만, 정신병 환자는 그렇게 할 수 없는 것이 차이점이라고 생각한다. 대상관계 이론의 치료초점은 환자의 대상관계 문제에 초점을 둔다. 치료는 환자의 내사된 대상관계가 어떻게 현재의 외부관계에서 반복되는지, 그리고 그의 현재 대인관계 어려움의 근원인지에 관해 지각하도록 돕는 것이다. 따라서 치료사는 과거 관계의 재현에 참여하지 않지만 전이의 발전을 격려함으로써 환자의 초기 경험을 이해하고, 충족되지 않은 발달적인 욕구에 초점을 맞춤으로써 회복의 경험을 제공하려 노력한다. 즉 어머니 또는 어머니와 유사한 보호자와의 관계에서 충분히 좋은 경험을 하도록 환자에게 도움을 제공함으로써 관계에 대한 환자의 지각을 변화시키는 것이다.

Alvin에 따르면 음악은 원초아, 자아, 초자아의 수준에서 작동한다. 이것은 원초적 본능을 불러일으키거나, 이를 표현하고 심지어 그것들이 해방되도록 돕는다. 이것은 자아를 강화시키고, 동시에 감정을 분출하고 조절하도록 도울 수 있다. 또한 음악은 투사의 수단이 될 수 있다. 환자는 이를 통하여 그의 문제, 강박관념, 그에게 금지된 것을 회상하고 그것에 직면할 준비가 되는 감정 상태를 창조한다고 이해한다. 그리고 음악은 현실과 환자가 고립되거나 피난처로 택한 비현실적 세계 사이의 다리가 될 수 있다고 이해한다. 정신역동적 관점에서 음악치료기법으로 Mary Priestley의 소리 표현을 통해 환자와 치료사가 함께 무의식의 세계를 탐구하고, 환자의 내면세계의 이해와 성숙을 위해 환자와 치료사가 함께 즉흥연주를 상징적으로 사용하는 과정중심적인 분석적 음악치료가 있다. Meike Assen Crewett에 따르면 이 음악치료기법은 manic-depressive, 전환성 히스테리, 긴장적 정신분열, 경계성 장애(Borderline Störung), 정신신체적 장애, 성적 장애, 광장공포증(Agrophobie) 그리고 다른 공포증의 치료에 사용 될 수 있다고 한다. 자유연상기법과 비슷하게 음악활동을 통해 내담자의 현재와 과거의 경험, 내면세계, 대상관계 등이 소리나 음악 구조, 악기 선택 및 악기를 다루는 방식 등을 통해 재연된다. 그러나 한 사람이 말하면 다른 사람은 듣는 형태를 띠며, 직접적인 행동을 하는 경우는 드문 고전적 정신분석에서 말하는 중립입장은 적용되지 않는다. 또한 정신분석에서 사용되는 언어는 비교적 명료한 표현인 반면, 음악은 본질적인 모호성을 지닌다. 이 모호성으로 인해 개개인은 말로 표현할 수 없는 억압된 소망, 충동, 은밀한 사고나 감정 등을 음악이라는 형식을 통해 창의적으로 승화<sup>(상징화)</sup>시켜 일종의 자기해방을 이룰 수도 있고, 안전하게 그 의미를 탐구하고 성찰해 볼 수도 있다. 특히 음악의 생동감 있는 리듬은 긴장을 완화하고, 미세한 리듬은 호기심을 일깨울 수 있으며, 화성은 감정들을 불러일으킨다. 그리고 조성과 협화들은 체계화와 안정화로 작용한다. 이로써 어떤 예술적 생산물과의 동일시과정을 통하여 개개의 정신은 질서가 잡히고 통합된다. 이들은 집약적인 감정들을 제어하기 위해서 또는 해결하기 위해서 사용된다. 음악치료에서는 음악을 통해 치료사와 내담자가 동시에 즉각적인 상호작용을 하며 관계를 발전시킬 수 있다. 반면, 음악을 만들어 가는 작업은 지금-여기의 경험을 형성해 가고, 치료적 과정이 진행되는 순간이다. 또한 음악적 과정 자체는 진정한 변화를 가져오기도 한다. 여기서 '어떤 악기를 선택하는가?', '어떻게 연주하는가?', '어떤 방식으로 치료사와 상호작용을 이어 나가는가?' 하는 것들이 중요하다고 한다.

Darrow의 "음악은 원초아, 자아, 초자아의 수준에서 작동한다. 이것은 원초적인 본능을 불러일으키거나 이를 표현하고 심지어 그것들이 해방되도록 돕는다. 이것은 자아를 강화시키고, 동시에 감정을 분출하고 조절하도록 도울 수 있다."라고 하는 Alvin의 주장은 과연 타당할까? 역시 같은 책에서 "음악은 투사의 수단이 될 수 있다. 환자는 이를 통하여 그의 문제, 강박관념, 그에게 금지된 것을 회상하고 그것에 직면할 준비가 되는 감정 상태를 창조한다."라고 Alvin의 주장을 소개한다. 이 역시 타당한가 하는 문제가 발생한다. Catharsis를 표방하는 Alvin은 자유즉흥연주를 자유연상과 비슷한 개념으로 사용하는데, 여기에는 한계가 있다는 말이다. 중재에서 내담자가 자신의 내면에서 떠오르는 대로 악기를 가지고 아무렇게나 연주한다는 것인데, 이는 극히 주관적인 해석에 의존할 수밖에 없다. 그리고 자유즉흥연주 자체가 목적이나 목표가 될 수 있겠지만 보편적으로 지극히 주관에 의한 목적이나 목표는 중재로서의 목적이나 목표가 되기는 어렵다. 이를 보완하기 위해서 Priestley가 분석적 음악치료(Analytic Music Therapy)를 발달시켰다고 본다. Priestley는 AMT에서 내담자와 중재자가 매 session마다 내담자의 이슈와 문제, 혹은 환자에게 의미 있는 주제를 상정하고 그 주제를 가지고 즉흥연주를 하는데, 여기서 즉흥연주는 환자의 상태와 문제점에 따라 연주규칙(playing rules)이 달라진다고 한다. 또한 연주규칙의 목표는 환자가 음악을 통해 자신의 감정이나 환상, 꿈, 신체적 경험, 기억, 과거의 경험 등을 표현하게 하는 것이다. 여기서 중요한 점은 연주규칙이 있다는 것이다. 아무렇게나 하고 싶은 대로 하는 것이 아니라는 말이다. 초기 Rapport형성 단계에서 Alvin의 즉흥연주는 효과적일 수 있다. 하지만 이후 중재를 위한 즉흥연주에서는 Alvin의 즉흥연주는 그다지 효과적일 수 없다. 이는 Alvin 스스로도 다른 이론들과의 절충주의를 표방하는 이유가 될 수 있다. 따라서 Priestley가 AMT를 소리 표현을 통해 분석적 음악중재사와 함께 무의식 세계를 탐구하는 방법이라고 정의했을 때, 그냥 소리로 시작하여, 규칙을 갖는 신호적 소리, 더 나아가 소통적 소리라는 것을 의미한다. 즉, 음악이라는 틀 안에서의 즉흥연주를 치료적 상황에서 환자들의 퇴행과 자기표현을 용이하게 하는 데 사용한다. 이 과정은 session에서 연주한 것이 녹음된 음악 테이프를 내담자와 음악치료사가 함께 청취함으로써 이루어지고, 그것을 반영하는 대화의 시간을 필요로 한다. 그리고 이러한 음악의 틀에서 활동이 이루어질 때 조화와 균형을 바탕으로 하는 음악의 순기능들이 중재를 위해 의식적이거나 무의식적으로 기능할 수 있게 된다. 따라서 AMT에서 음악은 단순히 원초적인 성적 에너지 분출에 영향을 미치며 내재된 충동성을 해결하기도 하지만 이것이 주된 목적이 되지는 않는다.

대상관계에서 대상과의 관계가 모든 문제의 원인이자 해답이다. 좋은 대상을 형성하는 데 음악은 자신이 가지고 있는 조화와 질서 그리고 균형에 의해서 많은 영향을 미친다. 특히 즉흥연주에서 중재자의 역할은 내담자가 필요로 하는 좋은 대상 또는 좋은 어머니 역할에 맞게 작용할 수 있다. Kohut에게서도 필요한 공감적 부모, 이상화되는 부모 등은 즉흥연주에서 나타날 수 있다. 효과적인 중재 정신분석적 활동에서 대상과의 관계는 필수이다. 대상과의 관계가 제대로 작용하지 않으면 중재활동은 힘들다. 중요한 점은 효과적인 중재를 위해 중재자는 공감과 이해를 통해서 자신의 감정을 지탱하고 경험할 수 있는 안정된 심적 공간을 제공하는 정서적 안아주기(holding), 필요한 것을 주기(object providing), 감정과 생각, 태도를 반영해 주고 명료화 해주어 진정한 자신의 모습을 되찾아가는 거울역할(mirroring), 내담자의 미숙한 참자기의 일면을 수용하고 견뎌주기(survival) 그리고 충분히 좋은 어머니 역할, 좌절 허용적 어머니 등의 역할을 해야 한다. 그리고 이러한 초기 대상관계의 재경험은 내담자의 발달과정을 회복시켜 준다.

분석적 음악치료에서는 정신분석적, 대상관계적 이해와 활동이 상호보완적으로 이루어져야 한다는 것을 말한다. 중재 순서로는 첫 번째로 의식이나 무의식, 원초아, 자아 그리고 초자아의 기능들 상호 간의 관계가 정상적으로 작동하는지 안 하는지를 내담자의 언어적인 논쟁, 즉흥연주, 육체언어의 관찰을 도구로 문제를 인지한다. 중재는 내담자가 중재자에게 과거의 감정이나 상황, 그리고 짧은 사건에 관해서 표현하는 것을 가지고 시작한다. 내담자가 당장 머리에 떠오르는 주제가 없다고 할 경우 둘은 주제 없이 즉흥연주를 함께 시작하는 것으로서 session을 시작하고 이를 통해 주제를 파악하는 데 도움을 받을 수 있다. 내담자는 현재에 자신이 느꼈던 자신의 문제 또는 갈등의 원인을 언어화하는 것을 시도하고 기술할 수 있다. 어떤 문제가 인식되는 즉시 즉흥연주되어 질문 재규정이 시도된다. 여기서 중재자는 내담자의 갈등 존재를 고려한 문제명명을 제안한다. 문제명명은 즉흥연주를 위해서 충분히 동기 유발이 되는 동시에, 내담자의 투사들 그리고 감정들의 위한 공간을 허락한다.

두 번째로 즉흥연주에서 역할을 결정하는데, 내담자와 중재자는 어떤 문제의 많은 일면들에 관해서 즉흥연주되고 그에 상응하는 다양한 역할들을 연주할 수 있다. 이 둘의 내적 감정의 탐색을 위해서 어떻게 역할이 할당되는가, 그리고 이 역할을 소화하기 위해서 내담자는 어떻게 준비해야 하는가, 그리고 어떻게 자신의 감정을 무의식적 그리고 의식적 관점을 탐색하는가를 고려한다.

　세 번째로 문제명명에 따른 즉흥연주를 하게 되는데, 이 단계에서 악기를 선택하는 것, 소리 만드는 것, 문제의 다양한 관점을 묘사하는 것을 주시하는 것이 필수이다. 이때 내담자는 즉흥연주를 통해 음악적인 즉흥연주가 어떻게 방해 없이 감정들을 직접적으로 설명하고, 내적세계와 외적세계 사이의 연결 다리를 만드는 수단인 '비언어적인 의사소통 통로'가 되는지를 설명할 수 있게 된다. 그리고 리듬, 멜로디, 화성, 속도, 구절, 동기, 주제, 강약, 악기와 목소리의 사용, 음악적 언어, 음역, 표현력, 음색 등 음악적 특성들을 분석하고 설명한다. 분석적 음악치료는 음악적인 직관과 민감성을 지지한다. 한 인간의 사고구조 뒤의 유력한 감정적인 환경이고, 어떤 인간 내면의 소리이며, 무의식적인 충동과 원초아의 감정을 드러내고 자아의 의식관념 안에 있으며, 초자아의 법칙을 통해서 조절되는 '내적 음악'을 듣고 내담자의 내적세계와 외적세계 사이의 연결들을 찾는 것이 중재자의 역할이다. 여기서 Priestley는 이들과의 음악적인 접촉에서 나오며, 음악적인 접촉에 머무르는 믿을 수 있는 역전이투입이 효과적이라는 것을 주장한다. 이러한 역전이의 형태는 음악적인 동일시와 내담자의 내적음악과 함께하는 감정이입을 포함한다.

　네 번째로 중재자와 내담자 간의 즉흥연주에 관한 토론이 이루어진다. 그리고 여기서 내담자가 소리와 여기에 알맞은 음악치료사의 감정을 받아들인 후, 이러한 방식에서 자신의 분열된 감정을 어느 정도 다시 받은 후에 소리는 단어들을 가지고 묘사될 수 있다. 그러므로 어떤 음향적, 감정적, 인식적 수준에서의 통합이 발생한다. 만약 감정이 표현된 소리들이 단어로 환원된다면 소리는 명명된 것이지 해석된 것은 아니다. 이러한 언어화 단계는 음악연주, 음성, 동작을 하는 동안 얻어지는 내적 상호경험과 내적 현실과 외적 현실을 연결해 통합하도록 도움을 주는 역할을 한다. 그리고 음악을 하는 동안 경험되는 감정들을 분석하여 환자로 하여금 감정의 근원을 이해하도록 돕는다. 분석은 음악이 끝난 후 내담자와 함께 언어로써 이루어질 수 있다. 또한 음악적 패턴의 동질화를 통해, 내담자가 변화하고 싶은 삶의 방향이나 행동적 방식을 깨닫도록 돕는다. 즉흥연주는 자신의 연주가 다른 사람의 연주에 젖는 것으로, 다른 사람에게 완전히 동화되어 많은 다양한 공생의 단계와 개인화를 현실화시킬 가능성을 제공한다.

　음악은 소리에 맞추어진 내담자의 의사소통에 일치하는, 즉 동질성을 갖는 소리들로 구성되고, 중재자는 이것을 가지고 의사소통을 할 수 있다. 이렇게 함으로써 중재자는 내담자가 리듬으로서, 멜로디 구조나 소리 구조로서 표현한 것을 얻는다. 이러한 방식은 감정이입적인 것에 속하고, 말하는 것을 지지한다. 중재자는 손상된 자아를 사용하는 내담자의 음악적 자아구조를 위해서 돌봐주어야 한다. 이 단계에서는 자유연상과 같이 어떤 제한이나 제제 없이 즉흥연주 동안에 내적으로 무엇이 일어났는가, 음악을 통하여 어떤 감정들에 일어났는가, 내면의 이러한 일어난 사건에서 음악적으로 반응하는 것을 내담자는 어떻게 시도했는가가 주안점으로 감정들을 음악으로 전환한다. 그리고 내담자가 즉흥연주가 녹음된 음반을 듣고 자신의 내적세계와 외적 세계에 대한 즉흥연주는 어떤 특성이 있었는지, 즉흥연주는 자신의 사고나 감정들에서 일치하지 않는 것이었는지, 반박들을 갖는지, 내담자 그리고 중재자의 음악이 어떻게 함께 울리는지, 어떤 사건들이 내적인 심상에 나타나는지, 내담자는 어떤 그림을 시각적으로, 음향적으로 그리고 체감각적으로 나타내었는지, 어떤 회상들이 일어났는지, 어떤 방해들이 경험되었는지 등 감정들을 단어로 전환하여 숙고한다. 이렇게 하여 치료사는 각각의 내담자를 위해서 자유로움과 구조 사이에 원초아, 자아 그리고 초자아 기능들 사이에 균형을 추구하는 최선의 길을 찾아야 한다. 역시 내담자는 초자아의 부분으로서 주어진 구조를 통해서 제한을 받아들인다. 결과적으로 중재자들은 어떤 것도 미리 예상하지 않고, 내담자의 무의식에 접근을 획득하고, 의식의 관리 하에서 억압된 갈등을 끄집어낸다. 또한 의식평가와 수용이 인정되지 않는 부정적인 관점을, 자아의 긍정적인 관점처럼 촉진한다. 그리고 변화원리와 방어원리를 통해서 막혀진 에너지를 방출하고, 긍정적인 목표들로 에너지를 변환하고, 목표들과 에너지들 사이에 균형을 찾는다. 더불어 부정적인 목표들에 투입하였던 창조성을 긍정적인 목표들로 바꾸고 이에 따라 환자들은 자유로운 언어적 의사소통, 더 나은 상호관계 능력, 동기, 창조 그리고 자율성에 대한 더 큰 범위, 감정에 관계하는 더 큰 의식, 무의식적인 자극들 그리고 충동들에 더 나은 조절, 개별적인 실패(좌절)의 처리에서 더 큰 관용 등의 변화들을 나타내는 것이다.

　심리성적인 단계의 분석에 따르면 구강기 음악의 특징은 쾌적하고 유쾌한 작용을 한다. 연주에서 다른 사람들을 완전히 인지하는 것 없이 다른 사람과의 어떤 상호관계와 연합이 존재한다. 어떤 집단상황에서 개개의 소리는 집단으로 합한다. 그 결과 차이점이 없고 개인적인 태도가 없다. 취주악기가 여기에 상응한다. 항문기 음악의 특징은, 종종 북채를 통해서 파괴환상을 가지고 표현되는 주도권싸움을 통해서 나타난다. 음악은 흐르고 압도적이다. 갑작스럽게 끝나는 빠른 속도를 통하여 표현될 수 있다. 어떤 집단 활동에서 사람은 자신의 소리 동질화를 주장한다. 그리고 전체적으로 의식 안으로 깊어진다. 음악은 구조와 조절에 반항한다. 타악기가 여기에 상응한다. 남근기 음악의 특징에서 소리들은 처음은 개인에 관계하는 자신들의 동질성을 통해서 나타난다. 여기서 어떤 다른 사람들의 음악은 상대적으로 적게 인지된다. 성기기 음악에서의 연주는 다른 사람의 의식을, 반대되는 관계와 쾌락을 준다. 그리고 큰 구조들에 통합되는 것 없이 음악적인 역할은 나뉘고 변화된다. 경쟁과 긴장을 이끄는 전체 집단에 관계하는 대신, 집단상황에서 한 쌍을 이루는 경향이 있다. 현악기는 성기기에 상응한다.

## 참고 문헌

김성기. (2012) : 음악 그리고 음악치료. 지식공감
정현주. (2006) : 음악치료 기법과 모델. 학지사, (2005) : 음악치료학의 이해화 적용.
　　　이화여자대학교 출판부
최병철. (2006) : 음악치료학. 학지사
Alice-Ann Darrow. 김영신 역 : (2006) 음악치료 접근법. 학지사
Anja, Fuchs. Tendenz der gegenwartigen Musiktherapie.
Bund, L. (2004) : Musiktherapie : Eine Einführung für psychosoziale und
　　　medizinische Berife. Beltz Juventa
Meike Assen Crewett. : (2000) Analytische Musiktherapie. Universitätverlag
　　　Potsdam
Hamilton, G. N.(2007) 김진숙, 김창대 이지연 역. 학지사
Hinrich van Deest. : (1997) Heilen mit Musik. Dtv
Eschen, J. Th. 이정실 역 : (2006) 분석적 음악치료. 하나의학사
Eschen, J. Th. : (1999) : Assoziation Improvisation. In. Decker-Voigt, H.-H.
Freud, S. : (1916-17/1993) : Vorlesungen zur Einführung in Psychoanalyse.
　　　Fischer.
Hensel, B. F. und Rehberger, R. : (2007) Das Selbst und die inneren
　　　Objektbeziehungen : Eine psychoanalytische Objektbeziehungstheorie
　　　von William Ronald Dodds Fairbairn. Psychosozial-Verlag
Jaffe, A. : (1983) C. G. Jung, Bild und Wort. Walter-Verlag
Kernberg, O. F. : (2009) Borderline-Störungen und pathologischer Narziß mus.
　　　Suhrkamp
Kohut, H. : (1981) Die Heilung des Selbst. Suhrkamp
Kohut, H. : (1989) Wie heilt die Psychoanalyse. Suhrkamp
Mertens, W., Sazers, J. : (1994) Mütterlichkeit in der Psychoanalyse : Helene
　　　Deutsch, Karen Horney, Anna Freud, Melanie Klein. Kohlhammer
Priestley, M. : (1995) Analytische Musiktherapie. Klett-Cotta
　　　　　(1975/1982) : Musiktherapeutische Erfahrungen. Fischer.
Roth, W. : (2011) C.G. Jung verstehen : Grundlagen der Analytischen Psychologie.
　　　Patmos
Ruud, E. und Mahns, W. : (1992) Meta-Musiktherapie. Elsevier
Segal, H. : (1982) Melanie Klein. Eine Einführung in ihr Werk. Kindler Verlag
Smeijsters, H. : (1999) Grundlagen der Musiktherapie. Hogref Verlag
Strobel, W. und Huppman, G. : (1997) Musiktherapie : Grundlagen - Formen -
　　　Möglichkeiten. Hogrefe Verlag
Winnicott, D.W : (1979) Vom Spiel zur Kreativität. Klett-Cotta

# 창조적 음악치료

## Creative Music Therapy

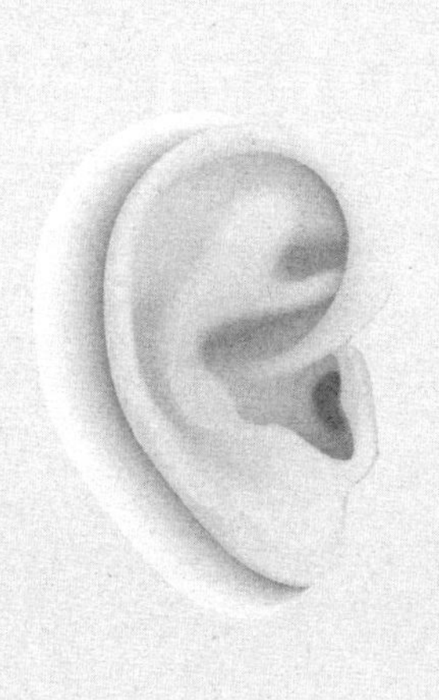

# 1. 인본주의적 음악치료

인본주의 이론은 정신분석학이나 행동주의가 가지고 있는 인간에 대한 결정론에 반하여, 인간의 자유의지를 강조하므로 심리학의 제3세력이라 불린다. 인본주의적 시각에서는 인간의 존엄성과 가치를 인정하고 각 개인마다 독특한 잠재력이 있다는 것을 기본 가정으로 한다. 따라서 사람들로 하여금 치료보다는 그들이 가지고 있는 잠재력을 일깨워주고 성장을 강조함으로써, 인간의 가치와 존엄성의 증진을 주요 목표로 하고 있다.

대표적인 인본주의자인 Maslow는 인간의 욕구를 피라미드형으로 설명하고 가장 기본적인 생물학적 욕구로부터 안전욕구, 소속과 사랑의 욕구, 존중욕구, 심미적 인지적 욕구, 자기실현 욕구까지 위계적인 욕구가 있다고 보았다. Maslow는 인간의 긍정적인 부분에 초점을 맞추는 것을 인본주의라 하고, 인간의 좋은 면을 연구하는 길이 정신병리를 방지하는 길이라 믿었다.

'인본주의(humanistic)'는 인간 자체는 물론, 인간에 대한 전체적인 이해와 총체적인 시각을 포괄한다. Bugental(1963)은 인본주의 인간관에 대해 다음과 같이 여섯 가지를 설명하고 있다.

첫째, 인본주의에서는 인간을 단일 유기체로 보기보다는 다른 창조물과 구별되는, 독특한 속성과 능력을 가진 존재로 본다. Rogers는 인간은 통합된 유기체로서 행동하기 때문에 본성과 그 행동을 이해하기 위해서는 전체론적 관점에서 접근해야 한다는 입장을 강조하였다.

둘째, 인본주의에서는 인간의 존엄과 가치를 높이 고려하며, 모든 사람에게 있는 타고난 잠재력을 발달시키는 데 중점을 둔다. 그러기 위해서는 인간에 대한 기계론적 사고에 반하는 인간의 가치, 선택력, 창의성, 자기실현을 강조한다. 그러므로 인본주의 심리학은 항상 인간의 내재된 잠재성에 관심을 가지며, 모든 인간 행동을 하나의 인간적 맥락에서 본다.

셋째, 인본주의에서는 인간의 의식에 초점을 둔다. 인간의 의식이란 감각적이며, 개인적이고 상황에 따라 연속적으로 변화한다. 이러한 의식의 경험은 발생하는 사건에 대한 신체적, 정서적 혹은 정신적인 반응과 이해의 총체로 정의된다. 경험의 내용은 복잡하고 다양하며 계속적으로 변화하기 때문에 불안정성과 불확실성을 동반하는데, 한편 개인에게는 일관성과 확실성에 대한 본유적 동기가 존재하므로 이 두 가지 경향성이 타협하여 변화의 과정에서 질서와 안정을 추구하게 된다.

넷째, 인간은 의도(intention)가 바탕이 된 선택을 행사한다. 위에서 언급된 것과 같이 선택이란 경험에 따른 것이다. 인간은 의식하기 때문에 선택을 할 수 있고, 선택된 경험에 참여하게 된다. 이러한 능력은 인간의 초월적인 잠재력을 실현시킬 수 있으며, 자기시도나 변화에 대한 의지를 추동할 수 있다. 또한 선택은 내재된 의도를 암시해 준다. 인간은 목적의 가치를 인식하고 의미를 깨달음으로써 의도를 지향한다.

다섯째, 인본주의에서는 인간은 변화한다고 본다. 이는 동질정체의 원리와 변화를 추구하는 이질정체의 원리로 설명할 수 있는데, 인간은 보수와 변화 그 양자를 모두 지향하며, 휴식을 갈망하지만 동시에 변화와 불균형도 갈망하는 것이다. 실족주의에서는 개인이 표상하는 모든 것은 고정되고 정적인 것이 아니라 지속적으로 변화하는 과정임을 강조한다. 이러한 대립되는 성향은 존재와 성장으로 대비되어 나타나는데, 여기서 성장은 '가능성으로 존재하던 것'이 실제 존재하도록 촉진해 주는 역할을 한다.

여섯째, 인본주의적 심리학에서는 인간이 세상을 보고, 경험하고 있는 '지금-여기(here and now)'를 강조하였다. 이는 개인이 주관적으로 가지고 있는 개인적 관점이나 사고, 경험하는 세계관을 가장 중요하게 생각하기 때문이다. 문제를 해결함에 있어서 내재된 본능, 욕구, 외적 자극에 대한 반응, 과거의 경험 대신 현재의 의식적인 선택, 내면의 욕구에 대한 결정 그리고 현재 상황에서 가장 적합한 행동 양상들에 초점을 둔다.

인본주의 심리학자인 Maslow는 '자기실현', '절정경험' 이론을 주장하였다. Maslow의 '자기실현'을 음악치료에 적용하면, 음악적 창의성을 통해 인간은 잠재적 능력 및 가능성을 실현할 수 있고 심리적 문제를 해결할 수 있다. 이러한 창의성은 Maslow의 '창조성'과 일맥상통한다.

인간의 성장은 곧 자아실현 욕구를 실현하는 과정이다. 이러한 자아실현에는 절정경험(peak experience)이 중요한 영향을 미친다. 절정경험이란 자아실현을 한 성숙한 사람들이 인생의 여러 과정에서 얻게 되는, 종교적 경험과 비슷한 강렬하고 저항할 수 없는 황홀경 또는 경외감의 경험을 말한다. 높은 성취를 이루거나 경이로운 장면 등을 목격했을 때 체험하는 최고의 행복감이나 충족감이 바로 이 절정경험으로, 카타르시스, 정점, 클라이맥스 등에 견주기도 한다. 절정경험은 그 순간의 감각적, 정서적, 인지적, 사회적, 예술적, 영적 만족을 경험하게 하며 존재의 내면적 가치를 확인시켜 준다. 이러한 절정경험은 음악에서 쉽게 얻어질 수 있으며, 변화를 유도하는 데 있어 매우 효과적인 경험이 될 수 있다. 치료에서의 절정경험은 증상, 습관적 제약, 불안을 무너뜨리고 자발성, 용기, 유머, 감각 지각 등과 자아실현을 위한 성장으로 이끈다(Maslow, 1971).

인본주의적 음악치료는 영국을 중심으로 실행되고 있으며, 관계치료 위주의 음악치료 이론을 창시한 Nordoff와 Robbins의 창조적 음악치료 역시 인본주의 심리학에 그 근거를 두고 있다. 인본주의 치료는 내담자의 생각과 느낌을 중시한다. 따라서 내담자가 하는 말과 행동 또한 중요시되어야 한다. 이러한 측면에 입각하여 인본주의 음악치료에서는 내담자의 연주와 치료자의 지지를 통해, 내담자가 그의 생각과 행동 그리고 그가 연주하는 음악적 행위에 의한 깨달음을 얻게 된다. 인본주의 음악치료에의 변화는 좀 더 훌륭한 독립성과 성격의 통합을 얻는 데 있다. 따라서 내담자가 그의 행동에 대한 책임감을 갖고, 갇혀 있던 자유를 깨닫고 자발적인 감정 표현을 할 수 있을 때의 변화라 정의할 수 있다. 치료자는 이러한 변화를 위해 지지자로서의 역할을 수행해야 한다.

창조적 음악치료에서는 선천적 음악을 강조하면서 '음악아'를 강조하였다(Nordoff & Robbins, 1982). Nordoff와 Robbins는 기본적으로 모든 아동들은 음악적 표현과 반응을 어떤 형식으로든 즐길 수 있다고 했다.

이러한 표현력과 창의성을 제한하는 틀에서 벗어나게 하기 위해 내재된 음악적 자아를 자극하고 '제한'을 극복하게 함으로써 성장을 촉진시켜 준다. 그러므로 음악적 경험 내에서 자발적인 표현, 자기실현 그리고 궁극적으로는 자기 통합을 경험하게 된다. 그러므로 이러한 즉흥연주 모델은 '인본주의'나 역동성을 기반으로 하는 음악치료사들에게 보다 전문적인 음악적 기술을 갖추도록 요구한다. 이는 음악적 기술이 절정경험과 자아실현을 도모하는 데 주된 역할을 하기 때문에 그 어느 접근보다도 음악적 기술이 요구된다고 할 수 있다.(정현주 · 김동민. 2005).

# 2. 창조적 음악치료(Creative Music Therapy)

창조적 음악치료[16]는 피아니스트인 Paul Nordoff와 특수교사인 Clive Robbins가 공동으로 창시한 음악치료 모델로, 창시자의 이름을 따 노도프-로빈스 음악치료(Nordoff-Robbins Music Therapy)라고도 한다. 창조적 음악치료는 기존의 음악을 반복하는 것이 아니라 치료 상황에서 내담자와 치료사가 함께 음악을 만들어 내며 즉흥적으로 음악적인 활동을 창조해내는 과정을 중심으로 한다(Ansdell, 1955). 창조적 음악치료에서는 인간 누구에게나 존재하는 선천적 음악성과 창조적 능력을 중요시한다. 이것은 인간의 장애적, 제한적 요건을 뛰어넘어 자신의 능력과 가치를 최대한 발전시킬 수 있도록 돕는 음악치료의 한 형태로서, 인간에 대한 믿음과 창조적 음악 또는 적극적 음악활동을 통한 치료사와 내담자 간의 인간적, 음악적, 치료적 관계가 강조되는 치료이다.

창조적 음악치료의 심리학적 배경은 인지학으로부터 시작된다. 인지학이란 'anthropos-man, sophia-wisdom'으로 '사람의 지혜'를 말한다. 창시자인 Steiner(1964)는 모든 인간 내면은 선천적으로 리듬에 반응하게 하고 인간의 신체와 생명력이 강화되고 조화롭게 한다는 신체리듬이론을 주장하였다. 그리고 외부보다는 인간의 내부에서 생명력을

---

16 창조적 음악치료란 개인의 성장기제이다. 또한 선천적 음악성과 음악의 치료적 힘에 대한 기본적 믿음을 바탕으로, 한 개인의 선천적 음악성 발현을 촉진하기 위해 '치료로서의 음악 (Music as Therapy)'을 창조적으로 사용하는 음악치료의 한 형태이다.

경험함으로써 학습이 일어난다고 지적하였다(Bruscia, 1987). 사람의 창조적 본성에 대한 몸, 영혼, 자아, 그리고 정신 사이의 관계에 대한 그리고 행동과 의지에 관한 Steiner의 철학적 관점인 인지학적 사고와 가치들은 Nordoff와 Robbins의 공동 작업에 이론적 틀을 제공하였다. 그리고 인간의 존재성과 성장을 강조하는 인본주의 심리학 역시 창조적 음악치료의 기틀이 되었다. Maslow가 주장하는 변화하는 욕구와 절정경험, 자아인식, 존재가치는 내담자의 잠재된 음악성에 초점을 맞추는 창조적 음악치료의 임상적 현실에 가장 가까운 인본주의적 바탕을 제공하고 있다.

창조적 음악치료의 목표는 인간이 추구하는 심미적, 창조적, 자기실현의 욕구 그리고 자기만족과 표현의 욕구의 완성이다. 이것은 인간의 내재적 동기에 관심을 두고 내담자의 잠재성을 개발하고 흥미를 표현하고 자율성과 창조성을 증진시키는 것이다. 또한 창조적 음악치료는 서로 다른 욕구를 가진 다양한 사람들이 함께 음악을 만드는 경험으로 말미암아, 내재적 동기를 경험하고 표현할 수 있다.

이러한 창조적 음악치료는 수동적 접근방식이라기보다는 능동적 접근방식을 강조하고 있다. 즉, 이 접근법은 음악을 단순히 듣는 것보다는 음악을 만드는 활동에 보다 많은 비중을 두고 있다는 것이다(Nordoff & Robbins, 1965). 비록 음악 듣기가 임상적으로 유용할 수는 있겠으나, 능동적인 음악 만들기는 내담자의 관심을 유도하고 내담자를 적극적인 참여와 직접적인 개입(commitment)으로 이끌어 내어 내적 경험을 외면화시키게 된다(Geuter, 1962). 내담자가 적극성을 유지하는 동안 음악은 계속 변화하게 되고, 이러한 음악의 변화는 내담자의 감정적 경험을 움직이게 한다. 그리고 그로 인해 그 경험을 활용하고 변형시킬 수 있게 만든다(Nordoff & Robbins, 1965). 또한 치료사가 즉흥연주를 하는 일차적 목표는 내담자를 음악 만들기(music-making)에 참여시키는 데 있다(Nordoff & Robbins, 1971). 사실 음악에 대한 내담자의 반응이야말로 치료 과정으로 매우 중요하며, 이러한 치료는 내담자와 치료사의 공동(coactive)음악 만들기를 통해서 이루어진다(Nordoff & Robbins, 1982). 이러한 내담자의 반응들은 비언어적이고 저기능적일 수 있고, 한편으로는 언어적이고 고기능적일 수 있다. 그러나 창조적 음악치료는 어떤 연령이나 성장단계에 국한되지 않고 널리 사용할 수 있다는 장점이 있다.

## 창조적 음악치료의 주요개념

### 1) 음악아동(Music Child)

창조적 음악치료 안에서 치료사와 치료적 동맹을 맺게 되는 개인의 음악적 본성을 말한다. 덧붙여 모든 개인 안에 존재하는 선천적 음악성이 여러 장애와 장해를 넘어 개인의 성장과 발전을 돕는 역할을 한다는, 창조적 음악치료의 독특한 기본철학을 대표하는 개념이다. 음악아동은 음악적 경험에 반응, 의미를 부여, 참여를 원하고, 음악을 기억, 음악적 표현을 즐기는 내부 자아의 일부이며 음악과 인간의 관계를 상징한다.

## 2) 제한아동(Condition Child)

음악아동에 대립되는 개념으로, 개인의 창조적 본성의 발현을 방해하는 다양한 장애와 장해들을 의미한다. 제한아동은 음악아동의 활동을 제한하는 역할을 하며 개인의 성장과 발전을 가로막는다.

장애를 가진 아동의 경우 음악아동은 제한아동 안에 갇혀 활동에 제한을 받게 된다. 창조적 음악치료에서 치료사는 음악을 통해 제한아동에 갇힌 음악아동을 깨우고 활성화시키고 확장시켜, 아동의 성장과 발전을 돕는 역할을 한다. 음악아동의 활성과 확장을 통해 새로운 자기(new self)가 형성된다(Robbins & Robbins, 1991).

## 3) 완전히 기능(fully functioning)하는 상태

칼 로저스가 주장한 완전히 기능하는 사람(fully functioning person)은 자신의 잠재력을 인식하고 능력과 자질을 발휘하여 자신에 대한 완벽한 이해와 경험을 풍부히 하는 방향으로 이동해 나가는 사람이다. 완전히 기능하는 인간이란 하나의 이상적 목표이다. 즉, 인간은 끊임없이 그 완전성을 향해 성숙해나가는 존재이다. 따라서 완전한 기능의 상태가 어떤가 하는 것이 중요한 것이 아니라, 현재의 상태보다는 더 성숙되고 더 완전한 인간으로 나아가고자 하는 지향성이 중요하다.

## 4) 태동(Quickening)

신경학자 Sacks는 마음과 신체의 관계를 설명하였는데, 그가 주장한 '태동'은 생명을 부여(to give life to)하고 에너지를 부여(to impart energy)함을 의미한다. 음악의 태동적 성격이 신경학적 환자들에게 부족한 연속성, 즉 자연스러운 신체적 움직임들을 도와준다. 비단 신체적 태동뿐만 아니라 음악은 개인의 일상적 삶 속에서 정서적, 사회적, 정신적 태동의 역할도 수행한다. 창조적 음악치료에서는 이러한 음악의 태동 역할이 중요한 치료적 수행자로 간주된다.

### 5) 음악하기(Musicing)

내적 음악 경험을 설명하는 음악교육학자 엘리엇(Elliot, 2005)은 음악의 본질은 음악 작품이 아니라 작품을 만드는 주체에 의해 일어나는 음악적 행위와 과정, 그 자체라고 주장하였다. 그는 음악에는 음악의 행위자(musicer), 음악을 하는 행위(musicing), 음악적 행위의 결과(music)가 있다고 보았으며, 음악의 본질적 의미는 musicing(음악하다)라고 하였다. 즉 음악하기(musicing)는 음악을 만들기(making music)보다 직접적인 음악활동을 의미하는 개념이다. 음악은 가장 가치 있는 인간 경험의 하나이며 음악적 활동의 우선적 이유는 자기성장, 자기지식과 더불어 자기만끽이다. 즉, 음악은 다른 목적을 성취하기 위한 수단이 아니라 그 자체가 목적이며, 또한 음악은 우리가 단순히 아는 것이 아니라 하는 것으로서 의도, 의식, 지식이 포함된 활동이다. 이러한 패러다임에서 보면 음악하기(musicing)는 우리 자신을 강화하고 구조화하는 활동이므로, 진정한 음악치료의 목표는 음악을 수단으로 사용하여 음악 외적 목표를 추구하는 것에 앞서 음악과 음악적 경험 그 자체를 추구하는 것이라 할 수 있다.

6) **최적경험**(Optimal Experience)**과 몰입**(Flow) : sikszentmihalyi의 두 가지 개념들은 음악중심 치료로서의 창조적 음악치료의 치료철학을 설명할 때 자주 등장하는 개념이다. 최적경험과 몰입개념은 적절한 수행목표를 수립하고 성취하는 과정에서 내적 동기가 발생하는데, 스스로 그 과정에 몰입함으로써 최적 경험을 할 수 있다는 것을 의미한다. 몰입과 최적 경험을 통해 내적 동기가 더욱 강화되고 그에 따라 좀 더 높은 수행목표를 세우고 몰입하고 성취하는 과정이 되풀이되며, 이러한 반복적 순환을 통해 개인의 능력이 상승되고 창조성이 발현된다. 몰입은 창조적 음악치료에서 추구하는 자발적 동기 유도에 따른 창조적 활동과 그러한 활동을 통한 자기성장 과정을 효과적으로 설명한다(김동민, 2006).

## 7) 임상적 음악

창조적 음악치료에서는 음악과 음악적 경험이 치료사의 개입과 내담자의 변화가 일어나는 일차적 장소로 간주되므로, 치료사의 임상적 음악성이 치료에 지대한 영향을 미친다. 따라서 치료사는 임상적 음악성의 향상을 위해 지속적으로 노력해야 할 의무가 있다고 믿는다. 임상적 음악성은 직관(intuition : 민감성, 탐구, 시도와 오류, 성숙) 대 통제된 의도(intention : 임상경험, 방법, 기술, 목표), 표현적 자발성(Expressive Spontaneity : 음악적 자기, 개인적 반응, 영감) 대 조직적 음악구조(methodical musical construction : 음악적 배경과 훈련, 음악적 지각), 창조적 자유(creative freedom : 음악의 힘에 대한 믿음, 접촉에 대한 준비됨, 내담자의 필요 또는 상황, 치료사 자신에 대한 신뢰) 대 임상적 책임(clinical responsibility : 인간적 고려, 서약, 기록, 임상 연구, 직업적 책무, 감독, 관리)등으로 구성되는데, 직관과 의도, 자발성과 조직성, 자유와 책임 등 서로 상반되는 요소들이 상호 절충적이고 상호 견제적인 역할을 하며 균형을 유지한다. 이러한 임상적 음악성을 통해, 치료사는 음악의 무한한 가능성에 자신을 개방시키고 음악과 내담자와의 관계를 이해하며 자신과 음악과의 관계에 대한 통찰력을 성장시킬 수 있다.

가장 효과적인 치료를 위해 치료사는 임상적 음악성의 각 요소들을 균형적이면서도 상호보완적으로 사용해야 한다. 직관이나 창조적 자유에 비해 임상적 의도나 책임이 지나치게 강조될 경우, 치료는 내담자에 대한 융통성이나 개방성이 없는 음악의 일방적 또는 강요적 제공이 될 위험이 있으며 반대의 경우엔 치료가 아닌 단순한 즐거운 활동이 되어버릴 소지가 있다. 따라서 치료사는 임상현장에서 매 순간 자신이 언제, 어떻게, 왜 음악을 창조하고 있는가에 대한 통찰을 가지기 위하여 지속적으로 노력해야 한다(김동민, 2006).

## 8) 현상학적 질적 연구

개인의 내적 성장과 변화를 가장 중요한 치료 목표로 생각하는 창조적 음악치료는 임상 사례에 대한 현상학적 질적 연구(phenomenological qualitative research)를 선호한다. 창조적 음악치료에서는 비디오 또는 오디오로 녹화/녹음된 각 세션을 세세히 기록하고 분석하는 일부터 시작되는데, 이때 내담자의 외적행동에 관한 객관적 기술뿐만 아니라 그 행동을 유발한 원인을 다각도로 탐구한다. 관찰하는 행동에는 음악적 행동도 포함되며, 이에 대한 음악적 원인도 고찰된다. 이는 창조적 음악치료에서 음악 그 자체가 치료적 수행자이기 때문이다. 즉 치료는 음악 안에서, 그리고 음악적 존재로서의 내담자−치료사 관계 안에서 일어나기 때문이다. 외적으로 관찰되는 음악적, 비음악적 행동들과 함께 감정이나 내적 상태에 대해서도 자세히 기록되는데, 이는 '무엇(어떤 행동을 하였나)'보다는 '어떻게, 왜(어떤 행동을 왜 어떻게 하였나)'에 관심을 기울이는 것이다.

창조적 음악치료에서의 연구 목표는 치료 효과의 일반화와 객관화가 아니고 개개인의 독특한 내적, 외적 성장과 변화 과정을 자세히 탐색하는 것이다. 이러한 질적 연구는 치료적 관계 구축에 결정적인 역할을 하는 치료사의 내면적 통찰능력 향상에도 많은 도움이 된다. 질적 연구의 한 예인 사례 연구는 치료 상황 안에서 일어난 객관적 사실과 이에 대한 주관적 해석을 바탕으로 각 내담자의 고유한 성정과 변화 과정을 기록하고 분석하는 과정이다. 객관적 사실에는 내담자와 치료사의 행동적, 언어적, 음악적, 정서적 표현 및 교류 등이 포함되며, 이러한 객관적 사실들을 바탕으로 한 주관적 해석에는 투사, 동일시, 전이, 역전이 등과 같은 내담자와 치료사의 무의식적 역동 탐구가 포함된다. 따라서 사례 연구는 내담자뿐만 아니라 치료사의 변화와 성장 과정에 대한 탐구가 된다(김동민, 2006).

## 창조적 음악치료의 과정

창조적 음악치료의 주요 과정은 세 가지로 나눌 수 있다(Bruscia, 1997).

첫째, 내담자를 음악적으로 만나는 단계(Meeting the child musically)이다. 이 단계는 내면의 음악아동과 만나는 단계이다. 이 단계에서 치료사는 내담자의 자유로운 연주를 통해 표현되는 감정 상태를 즉흥적으로 수용하고 반영하는 가운데, 내담자 내면에 있는 음악아동을 음악적으로 만나도록 돕는다. 이 단계에서 가장 중요한 것은 반영(reflection)으로, 내담자의 감정과 행동에 일치시킬 수 있는 음악적 방법을 사용한다. 예를 들어 아동의 모습이나 분위기, 행동, 경험 등을 치료사가 음악적으로 표현함으로 내담자가 음악적으로 만날 수 있도록 돕는다. 즉, 치료사는 내담자의 감정 상태를 반영하거나 지원해 주는 음악을 즉흥 창작한다.

둘째, 음악적 기술을 발전시키는 단계(Develop musical skills)로, 내담자의 음악적 반응을 이끌어 내는 단계이다. 치료사는 내담자가 음악적 아이디어를 만들고 이를 음악적으로 유지, 조절, 조직하도록 지속적으로 자극하고 도와준다. 치료사는 음악적 기술을 통해 내담자가 느낌과 생각을 표현할 수 있도록 도와준다. 이때 치료사는 목소리나 악기연주로 반응을 유도할 수 있는데, 악기를 사용할 경우 내담자가 흥미를 느끼고 선호하는 것을 이용하는 것이 좋다.

셋째, 의사소통을 확립하는 단계(Establish communication)로, 내담자의 음악적 능력, 자유로운 표현 능력, 상호 반응성을 발달시키는 단계다. 치료사는 내담자가 음악 만들기에 능동적으로 참여하면서, 감정의 제한이나 과잉으로부터 벗어나 음악적 상황이나 대인관계에서 자유롭고 활발하게 반응하도록 돕는다. 즉, 치료사는 내담자가 자신의 음악을 만드는 과정에서 본인의 감정을 표출하는 데 방해가 되는 여러 가지 요소들로부터 벗어나도록 도와주며, 결과적으로 표현의 자유로움과 대인관계나 음악과의 관계에서도 자유로움을 경험하도록 도와준다.

창조적 음악치료의 치료 과정은 행동치료나 인지행동치료와는 달리 명확한 목표와 단계에 따른 기법 설정, 철저한 목표달성, 효과의 객관적 입증 등을 추구하지 않는다. 이는 치료의 목표와 계획의 달성과 효과입증 등이 중요하지 않아서가 아니라, 개인의 내적 경험과 변화 그 자체가 더 유의미하고 각 개인의 고유한 내적 경험이나 변화를 객관적 또는 양적으로 측정할 수 없다고 믿는 창조적 음악치료의 철학에서 비롯된 것이다. 즉 창조적 음악치료의 과정은 경험적, 개인적, 주관적으로 이해된다. 따라서 일반화된 치료기법이나 과정이 존재하지 않는다.

치료사는 내담자와 매 순간 서로 접촉하고, 교류하고, 함께 하고, 경험함으로써 내담자의 내적 성장을 통한 외적 변화를 유도하며, 임상적 목표나 계획 또한 임상적 이유만 분명하다면 세션 진행 중에도 즉석으로 수정되거나 변화될 수 있다. 따라서 창조적 음악치료의 과정은 내담자와 치료사에 따라 고유한 형태를 가진다.

<table>
<tr><td>음악적 진단</td></tr>
<tr><td>

– 여러 다양한 악기를 사용하여 내담자와의 접촉을 시도

– 첫 면접과 진단 역시 음악 안에서 이루어짐

</td></tr>
</table>

⇩

<table>
<tr><td>임상 및 음악적 목표 설정</td></tr>
<tr><td>

– 임상적 목표를 달성하기 위한 음악적 목표 수립

– 임상적 목표들을 위해 음악적 목표들을 수립하며 음악적 목표들을 통해 임상적 목표들을 달성

– 치료사는 내담자와 매 순간 서로 접촉하고, 교류하고, 함께하고, 경험함으로써 내담자의 내적 성장을 통한 외적 변화를 유도하며, 임상적 목표를 계획한다. 이 임상적 목표는 임상적 이유만 분명하다면 세션 진행 중에도 즉석으로 수정되거나 변화될 수 있다.

</td></tr>
</table>

⇩

<table>
<tr><td>음악적 접촉, 관계형성 및 개입</td></tr>
<tr><td>

– 내담자와 치료사의 접촉은 음악 안에서, 음악을 통해 이루어짐

– 접촉하기, 참여시키기, 표현하기, 교류하기, 위로하기, 지지하기, 반영하기, 안정시키기, 자극하기, 격려하기, 강화하기, 도전하기, 끌어내기, 조직하기, 장려하기

</td></tr>
</table>

⇩

<table>
<tr><td>평가</td></tr>
<tr><td>

– Nordoff-Robbins 치료사들은 모든 세션을 녹음 또는 녹화한 뒤 자세히 분석하고 기록

– 자폐 및 특수아동을 위한 행동평가척도(BRIAAC, Behavioral Rating Instrument for Autistic and Atypical Children)

  1) 내담자-치료사 관계척도(Client-Therapist Relationship Scale)

  2) 음악적 교류척도(Musical Communicativeness Scale)

  3) 음악적 반응척도(Musical Response Scale)

</td></tr>
</table>

창조적 음악치료에서는 두 명의 치료사들이 한 팀을 이루어 작업한다. 주 치료사는 아동이 치료적 음악 경험에 참여하도록 피아노나 기타를 사용하여 즉흥연주하면서 내담자와의 음악적 교류를 담당하고, 협력 치료사는 내담자의 반응을 유발, 표현, 교류시키기 위하여 내담자와 직접적으로 작업한다. 주 치료사는 음악과 전체적인 치료방향을 지속적으로 책임진다. 보조치료사는 음악적 상호작용을 촉진시키고 주 치료사의 임상적 초점과 내담자의 노력을 지지한다. 그러나 경우에 따라서 치료사 한 명이 작업하기도 한다(Darrow, 2004).

즉흥연주를 하거나 미리 작곡된 작품을 연주할 때, 치료사는 임상적 의도를 가지고 의식적으로 음악적 요소를 사용한다. 선율의 방향성과 전체 구조, 불협화음의 정도와 종류, 종지의 사용, 구체적인 스타일과 스케일의 사용, 음색 등의 요소가 음악적으로 내담자와 관계 맺기 위한, 내담자를 음악에 참여시키기 위한, 그리고 상호 즉흥연주를 통한 내담자의 성장을 위해, 도전적인 기회를 제공하기 위한 치료사의 능력을 향상시키는 목적으로 선택된다. 개별 치료인 경우엔 보통 음악을 담당하는 치료사가 리더 역할을 하며 집단 치료의 경우엔 내담자들과 물리적으로 보다 가깝게 교류하는 치료사가 리더 역할을 담당한다.


## 창조적 음악치료의 특징

창조적 음악치료는 다음과 같은 네 가지 특징을 가진다.

첫째, 창조성을 지닌다. 창조적 음악치료에서 치료사는 매 순간 내담자와 접촉하고 치료적 경험을 창조한다. 내담자는 음악을 통해 자신을 표현하는 창조성을 발휘하면서 잠재력을 개발하고 자아실현을 이루어낸다.

둘째, 치료로서의 음악이다. 창조적 음악치료는 치료로서의 음악(Music As Therapy), 즉 음악이 치료의 필수적 요소라 간주하였다. 창조적 음악치료는 치료의 중심으로서 음악을 사용하였으며, 음악은 가장 중요한 표현, 교류 및 개입의 주체이다. 창조적 음악치료에서 음악은 개인의 정서적, 신체적 상태와 깊은 연관이 있으므로 음악의 변화는 곧 개인의 변화를 의미한다. 창조적 음악치료에서 내담자의 음악적 변화는 치료적 변화로 이어진다. 창조적 음악치료에서 음악은 의사소통을 위한 첫 단계로, 음악 자체가 치료적 효과를 가진다.

셋째, 표현적 음악치료이다. 창조적 음악치료는 수용적 음악치료가 아닌, 능동적으로 음악활동에 참여하고 이를 통해 내담자가 자신의 문제를 인식하고 해결할 수 있는 잠재력을 발휘할 수 있다.

넷째, 음악적 미를 강조한다. 창조적 음악치료에서는 음악적 아름다움이 강조된다. 이는 단순히 음악성을 의미하는 것이 아니라, 내담자의 삶을 음악에 반영하는 것을 말한다. 창조적 음악치료에서 음악은 내담자의 내면적 요소를 외면화하고 반영하는 역할을 한다. 따라서 내담자는 음악을 통해 지지를 받고 자신만의 아름다운 음악을 창조할 수 있다.

## 창조적 음악치료에서의 음악

　창조적 음악치료는 음악중심(Music-centered)치료이다. 창조적 음악치료에서 음악은 중요한 요소로, 내담자의 정서적, 신체적 상태를 반영하며, 의식적, 무의식적 상태를 나타내는 상징이 된다. 또한 내담자가 장애와 단점을 넘어 성장할 수 있도록 돕는 매개체가 된다. 음악적 경험이 개인의 심리적, 발달적 상태를 반영하므로, 음악적 성장은 곧 내담자의 성장이 된다. 음악은 의사소통을 위한 첫 단계이며, 치료의 중요한 역할을 한다.

　창조적 음악치료에서의 음악은 분석적 음악치료와는 달리 선율의 아름다움이나 화성적인 반주의 따뜻함과 같은 심미적 특질을 지니는 등 음악적인 면을 강조한다. 창조적 음악치료에서는 모든 사람들은 장애와 상관없이 심미적 특질을 지각할 수 있다고 전제한다. 고차원적인 심미적 특질은 일반적으로 내담자의 참여를 유발시키고 그들에게도 풍부한 경험을 제공하는 데 더 효과적이다. 내담자의 내적 창조적 욕구와 관계를 맺음으로써 내담자는 장애와 외상으로 인해 부과된 한계를 극복할 수 있다는 아이디어는 창조적 음악치료에서 핵심적이다.

　창조적 음악치료에서 창조된 음악은 내담자의 내적 삶의 외적표상으로 여겨진다. 치료사는 각 사람의 핵심인 미를 발견하고 이것을 음악 형식 속에 배치시키려 노력한다. 그러므로 음악의 심미적인 특질은 내담자의 내적 존재와 이것이 치료사의 개인 음악적 민감성을 통하여 치료적 관계 속에서 나타나게 된 방식을 직접적으로 반영한다. 이 음악은 내담자의 음악적 적극성과는 상관없이, 내담자가 제시한 것이나 반응한 것에 대한 치료사의 연주를 기초로 한 상호적인 방식으로 창조된다. 음악의 심미적 특질들이 임상적 효율성에 필수적이라고 하는 것은 아름다운 음악만을 사용한다는 의미는 아니다. 치료사는 내담자의 인생경험을 가장 잘 반영할 수 있도록 모든 가능한 음악 요소를 유연하게 사용해야한다(Darrow, 2004).

창조적 음악치료에서는 음악적 요소가 중요하지만 내담자의 특별한 음악적 기술이나 배경을 필요로 하지는 않는다. 음악은 말로 표현하기 힘든, 미묘한 인간의 감정을 표현하는 데 좋은 수단이며, 무의식을 상징적으로 투사한다. 따라서 음악은 내담자가 보다 자유롭게 표현할 수 있도록 도와준다.

치료사는 음악의 예술적 창의성과 미적 감각을 이용하여 내담자의 문제를 접하는 동시에, 녹음된 각각의 회기의 기록, 분석 및 연구를 통해 지속적인 사정과 치료계획을 수립하게 된다. 내담자와 치료사는 동료적(Co-active) 창조자로서 여러 다양한 음악을 즉흥적으로 창조한다. 이때 창조된 임상적 즉흥음악은 내담자에게 특별한 음악적 능력을 요구하지 않으므로 내담자의 표현을 최대한으로 자유롭고 안전하게 이끌어 낼 수 있다.

창조적 음악치료에서는 즉흥연주를 중점적으로 활용한다. 즉흥연주는 창조를 극대화시키며, 내담자가 최소한의 음악적 기술과 배경만으로도 연주를 할 수 있다는 장점이 있다. 또한 즉흥연주는 내담자에게 최대한의 표현적 자유를 제공해준다. 창조적 음악치료에서 즉흥연주는 음악적 만남, 관계 형성 및 개입을 보다 원활하게 이루어지도록 도와준다. 즉흥연주를 통한 창조적 경험은 내담자의 음악아동이 활성화되는 것을 돕는다. 내담자들의 상호작용 안에서 즉석에서 만들어내는 리듬과 음역, 세기, 음색, 멜로디들이 동시다발적으로 표현되는 과정으로 이루어지며, 내담자의 능동적인 참여와 자발적인 연주가 필수적이다. 즉흥연주 기법으로는 모방(imitating) 혹은 베끼기(copying), 반사(Mirroring), 맞추기(matching), 기반잡기(grounding), 반영(Reflecting) 등이 있다.

## 1) 모방(imitating), 베끼기(copying)

모방이란 내담자의 표현이 끝난 후 치료사가 그 표현을 반복하여 표현하거나 재생산하는 기술을 말한다(Bruscia, 1997). 모방은 내담자의 자신감 향상 및 자기효능감 향상에 도움을 주는 즉흥연주의 기법이다. 즉흥 연주에서 사용되는 감정이입적 접근법으로 치료사의 연주가 내담자의 연주나 감정 표현을 확인하고 인정해 주는 방식의 기술이다.

이 기법에서 주의할 점은 내담자의 연주를 그대로 모방하거나 베끼는 과정에서 자칫 잘못하면 내담자를 조롱하는 느낌을 줄 수 있기 때문에 치료사는 이 기술을 각 연주 상황에 맞게 적절히 사용해야 한다.

이 기법은 초기 세션에서 즉흥연주 활동을 접해보지 않은 내담자가 자발적이고 능동적 음악 연주 상황을 어색해하는 모습을 보일 경우, 이들의 부담감을 덜어주기 위해 주로 사용된다.

## 2) 반사(Mirroring)

반사(Mirroring) 역시 모방(Imitating)과 마찬가지로 음악치료에서 자주 사용되는 감정이입적 기술이다. 음악치료에서는 반사와 모방을 통해 음악치료사는 내담자와 동일한 수준에서 만나고 있다는 의사를 전달하고 자 하며, 내담자와 동시성(synchronicity)을 이룰 수 있다. Bruscia는 반사 기법에 대해 "동시성을 이루는, 즉 내담자가 하는 것을 동시에 하는 것"이라고 표현하였다. 내담자의 전반적 표현 전체를 치료사가 자신의 음악, 표현, 신체언어 등을 통해 동시에 반사해 주는 것이다(Wigram, 2004).

### 3) 맞추기(matching)

치료사의 즉흥연주가 내담자의 연주 스타일에 맞추어 함께 진행되어 가는 것을 의미한다. 이때 치료사는 내담자와 같은 박자, 역동성, 짜임새, 다양한 음악 요소의 복합성과 질을 유지해야 한다(Wigram, 1999). 즉, 치료사의 음악은 내담자의 음악과 반드시 동일할 필요는 없지만, 내담자의 음악적 표현과 같은 스타일과 질을 유지해야 한다.

맞추기(matching)는 치료 상황에서 유용하게 사용될 수 있는 즉흥연주 방법 중 하나로 음악치료 시작 단계에서 주로 많이 사용한다. 감정이입적 접근법으로 치료사의 연주가 내담자의 연주나 감정표현을 확인하고 인정해 주는 방식이다. 이 기법을 통해 내담자는 치료사의 음악이 자신의 음악과 잘 어울릴 뿐만 아니라 자신이 치료사와 함께하고 있다는 것을 경험하게 된다(Wigram, 2004). 이 기법은 치료사와 내담자 간의 연주가 비교적 동등한 관계이며, 상호보완적인 형태이다. 이 기법은 또한 '무조건적이고 긍정적인 존중과 관심'을 보일 수 있는 기술이다.

### 4) 기반잡기(grounding)

기반잡기는 내담자의 음악이 자리를 잡을 수 있도록 치료사가 지속

적으로 수용적인 음악을 창조하는 기술(Wigram, 2004)로 리듬 기반잡기,
조성 기반잡기 등이 있다. 리듬 기반잡기는 기초 박을 유지하거나 내
담자의 즉흥연주에 리듬의 토대를 제공하는 것이다(Bruscia, 1997). 리듬
기반잡기 기법에서 치료사가 주의할 점은, 내담자가 만드는 리듬에 치
료사의 박자를 강요할 필요는 없다는 것이다. 연주에 방향을 제시하거
나 강요한다면 내담자에게는 그것이 일종의 속박이 될 수 있기 때문이
다. 음악은 일정한 박자가 없어도 진행되며, 안정된 박자에 다양한 악
센트를 첨가하면 보다 역동적인 음악을 만들 수 있다.

리듬기반을 제공하는 것은 내담자의 연주에 중요한 토대를 제공하는
매우 유용한 방법이다. 이 기법은 산발적이고 무작위적 연주를 하거나
그런 식의 행동을 보이는 내담자에게 매우 유용한 치료방법이기도 하다.


### 5) 반영(Reflecting)

반영은 내담자가 보이는 기분과 태도 혹은 감정에 맞추는 것이다
(Bruscia, 1997). 반영의 목적은 당시 내담자의 기분을 이해하고 반영하는
데 있다. 내담자의 음악에 반응하기 전에 치료사는 반드시 내담자의
음악을 경청해야 한다(Wigram, 2004).


## 창조적 음악치료의 목표

창조적 음악치료의 목적은 내담자 개인의 잠재력을 발전시키는 데
있다. 또한 단기 행동목표를 확립하기보다는 표현적 자유와 창조성,

의사소통, 자기-자신감, 독립성의 특징이 있는 장기간의 치료적 성장에 초점을 둔다. 이는 Maslow의 창조성, 내적 학습, 절정경험, 성숙에 대한 동기부여, 자기-실현이론과 밀접한 관련이 있다.

창조적 음악치료에서의 일차적 목표는 행동의 수정이나 학습이라기보다는 음악아동의 창조적 힘을 통한 내적 성장과 발전이다. 창조적 음악치료에서 보이는 변화는 단순히 내담자의 외적행동뿐만 아니라 지각, 사고, 감정의 내적 삶과 관련이 있다. Nordoff와 Robbins가 그들의 치료 목표는 일반화보다는 개인의 내적 성장임을 분명히 했듯이, 창조적 음악치료에서는 외적 변화보다 내적 변화가 보다 궁극적인 치료 목표이다. 하지만 행동수정이나 학습에 대한 목표를 배제하는 것은 아니다. 창조적 음악치료에서도 내담자에 따라 행동의 수정, 강화 및 학습은 주요 치료 목표가 되며 음악 안에서의 성장과 변화가 일상생활이나 학습현장에까지 확장되는 것에 많은 관심을 기울인다. 창조적 음악치료에서는 외적 변화 그 자체보다는 내적 성장에 따른 외적변화를 보다 가치 있게 생각하며, 외적으로 관찰될 수 없는 내적 성장이나 변화 또한 중요하게 생각한다<sup>(김동민, 2006)</sup>.

음악이 내담자의 치료적 성장에 동기를 부여하고 효과를 주는 일차적 수단이며 치료 과정이 일어나도록 자극과 매체를 제공한다. 다시 말해 창조적 음악치료의 일반적인 치료 목적은 내담자에게 능동적 음악치료를 통하여 내적 경험을 갖게 하고, 음악의 변화로 하여금 내담자의 감정적 경험을 움직이도록 하여, 이를 탐색과 변형이 가능하도록 만들어 주는 것이다. 창조적 음악치료의 기대 효과는 창조성 개발, 내재적 학습, 성장 동기 부여, 개인의 삶을 자유롭게 개발 등에 있다. 물론 집단의 특성에 따라 목적이 달라질 수 있다. 예를 들면 지적장애 내담자의 경우 창조적 음악치료를 통해 구체적인 삶의 경험을 전달받을 수 있다. 정서장애의 경우 정서경험을 전달할 수 있는 기회와 확신, 안정감을 얻을 수 있으며, 신체장애의 경우 율동을 촉발, 정돈하고 다듬을 수 있도록 돕는다.

## 창조적 음악치료에서 치료사들이 공유하는 철학과 특성

- 치료사와 내담자의 협력적 과정을 중시하며 이 과정에서 표현, 교류, 자기실현을 위해 음악을 창조한다.
- 음악적 인식, 창조성 및 음악 요소의 임상적 활용은 창조적 음악치료 과정의 필수요건 이다.
- 내담자를 위한 조직적 힘으로서 또한 음악적 관계를 위한 수단으로서 음악적 동기, 주제, 형식을 가치 있게 생각한다.
- 회기의 녹음 또는 녹화는 세부적 연구 및 임상적, 음악적 계발을 위해 필수적이다.
- 많은 경우, 공동의 치료 목표 아래 두 명의 치료사가 팀을 이루어 함께 작업한다.
- 적극적 청취와 지속적 진단을 강조한다.
- 음악의 영향은 원형적 본성이라고 믿는 동시에 각 개인의 독특한 음악적 반응에 주시한다.
- 치료로서 음악예술을 추구한다.
- 내담자의 음악적 반응에 대한 민감한 강화를 중시한다.
- 중다문화적 음악 자원 확충을 요구한다.

## 참고 문헌

김동민(2013). 창조적 음악치료. 정현주 외(편.), 음악치료 기법과 모델(pp. 329-370). 서울: 학지사.

정현주 · 김동민(2005). 아동들을 위한 음악치료 놀이극. 서울: 학지사.

Ansdell, G (1995). *Music for Life: Aspects of Creative Music Therapy With Adults Clients*. London: Jessica Kingsley Publishers

Bruscia, K. E (1987). *Improvisational Models of Music Therapy*. Spring field: Charles C., Thomas.

Bugental, J. F. T. (1963). Humanistic psychology : A new breakthrough. *American Psychologist, 18*(9), 563-567.

Darrow, A. (2004). *Introduction to approaches in music therapy*. GA: American Music Therapy Association, Inc.

Elliot, D. J. (2005). *Praxial music education: Reflections and dialogues*. NY: Oxford University Press.

Geuter, H. (1962). Consultants with Paul Nordoff, Clive Robbins, and Bertram Ruttenberg. In Music Therapy Project for Psychotic Children Under Seven. (NIMH Grant, MHPG 982, 1962-1967). Unpublished Manuscript.

Maslow, A. H. (1971). *The Farther Reaches of Human Nature*. NY: Viking Press.

Nordoff, P., & Robbins, C. (1965). Improvised music for autistic children. *Music Journal, 23*(8), 39-67.

Nordoff, P., & Robbins, C. (1971). *Therapy in music for Handicapped Children*. London : Gollancz.

Nordoff, P., & Robbins, C. (1982). *Music therapy in special education*. MO: MMB Music.

Robbins, C., & Robbins, C. (1991). Creative music therapy in bringing order, change and communicativeness to the life of a brain-injured adolescent. In Bruscia K. E. (Ed.), *Case studies in music therapy* (pp 231-249). PA: Barcelona Publishers.

Robbins, C., & Robbins, C. (1998). *Healing Heritage: Paul Nordoff Exploring the Tonal Language of Music*. NH: Barcelona Publishers.

Steiner, R. (1964). *The Nature of Anthroposophy*. NY: Rudolf Steiner Publications.

Wigram, T (1999). Lectures and workshops in developing clinical piano improvisation skill. Music therapy department, Aalborg University.

Wigram, T. (2004). *Improvisation: Methods and Techniques for Music Therapy Clinicians, Educators, and Students*. London : Jessica Kingsley Publishers.

# 형태
# 음악치료

Gestalt Music Therapy

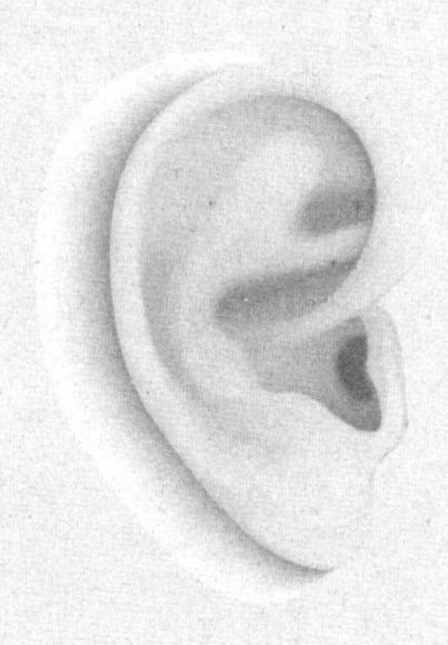

먼저 형태음악치료(GMT)의 기초가 되는 형태심리학에 대해 알아보면, 형태심리학은 Fritz Perls에 의해 창안되었다. Freud는 우리 행동을 지배하는 힘은 무의식 영역에 갇혀 있는 충동이고 이것이 병적인 행동들의 원인이라고 본다. 여기서 중재는 무의식적 에너지를 의식화시키는 것이다. 그러나 Perls는 억압되어 무의식의 영역에 갇혀 있는 충동 같은 것은 따로 존재하지 않으며, 개체에게 중요한 현상들은 수면 위에 모두 나와 있다고 본다. 따라서 내담자의 무의식을 파헤칠 필요 없이, 현재 상황에 나타나는 것들만 지각하면 된다. 다시 말해서 내담자가 현재 갖고 있는 문제의 원인이 과거에 있었던 어떤 충격적 사건의 억압 때문이 아니라, 지금 여기에서 보이는 내담자의 특정한 행동방식 때문이라고 이해한다.

건강한 인간은 환경과의 만남에서 자신의 욕구나 충동을 억압하지 않으면서, 동시에 환경의 자극이나 상황에 대해서도 열려 있어 타인에게 상처를 주지 않아야 한다. 또한 자신의 유기체적 욕구를 자연스럽게 지각하여 표현하고, 환경과 자유롭게 유기적으로 교류할 수 있어야 한다. 하지만 장애를 겪고 있는 사람은 자기 자신의 감정과 욕구의 상당 부분을 억압하고 있으며, 따라서 그것과의 접촉이 차단되어 있다. 그리고 개체가 전체로서 유기적으로 작용하지 못하고 여러 부분들로 분할되어 존재한다. 이는 개체가 전체를 통합적으로 지각하지 못하고 일부만을 자신의 것으로 인정함으로써, 다른 여러 부분들을 자신으로부터 소외시켜 접촉하지 못함을 말하는 것이다. 따라서 중재자는 내담자의 방어를 해제하고 억압했던 자신의 부분들을 다시 접촉하게 해주어 내담자의 체험 영역을 확장시켜 준다. 왜냐하면 체험확장은 내담자에게 자신감을 주고 내담자로 하여금 또 다른 새로운 영역을 탐색하도록 용기를 불러일으키기 때문이다. 결국 중재의 목표는, 분할되고 소외된 인격의 부분을 다시 접촉하고 체험하게 함으로써, 마침내 내담자가 이들을 자신의 인격의 일부로 통합시키도록 해주는 것이다. 그리고 통합된 개체는 문제가 생길 경우, 이를 유기체의 자율적인 조절 기능에 맡기므로 모든 것이 자연스럽게 조절된다. 중재를 통해서 무엇인가 변화된 것을 눈으로 직접 확인해야 하는 사람들에게는 받아들이기가 쉽지 않은 말이지만, 이 자율적 조절 기능을 인정하는 것이 중재의 핵심이다. 결국 성숙한 개체는 현재의 고통을 있는 그대로 받아들이기 때문에, 그 고통은 결국 통합되고 치유되어 그 순간의 고통으로 끝난다. 이렇게 되면 내담자는 자신의 감정과 욕구를 자유롭게 표현할 수 있게 되며 마침내 불안과 공포증을 벗어버리고 점점 삶의 다양한 가능성을 향해 도전할 수 있게 된다. 반대로 고통을 피하기 위해 유기체 욕구를 억압하거나 투사하게 되면, 고통은 치유되지 않고 오히려 영속화된다.

이러한 과정들을 좀 더 살펴보면, 우리는 우리의 욕구나 감정을 하나의 유의미한 행동으로 만들어서 실행하고 완결 짓기 위해서 Gestalt를 만들어 지각하는 경향이 있다. 여기서 주의할 점은 개체의 욕구나 감정이 바로 Gestalt는 아니라는 것이다. 어떤 상황 속에서 자신의 욕구나 감정 그리고 환경 조건과 맥락들을 고려하여 가장 절실한 행동을 Gestalt로 형성한다는 것이다. 이를 다시 말하면, 인간은 배경으로부터 분명한 Gestalt를 형성해내어 전경으로 떠올리고, 이를 환경과의 상호작용을 통해 해결하여 배경으로 사라지게 하고, 다시 새로운 Gestalt를 형성하여 전경으로 떠올리는 순환과정을 되풀이한다는 것이다. 왜냐하면 인간은 항상 끊임없이 외부 환경과의 접촉을 통해 새로운 것을 받아들이고 이를 자신에게 맞도록 소화시키고 동화시킴으로써 스스로 새로운 모습으로 변화하고 성장하기 때문이다. 즉, 어떤 상태는 정상이고 어떤 상태는 비정상이라는 기준은 미리 정해놓고 거기에 맞추려 하는 것이 아니라 인간 스스로 자신의 가장 이상적인 상태로 변화하고 성장해 가기 때문이다. 여기서 인간은 Gestalt를 형성할 때 ① 완결, ② 근접성, ③ 유사성의 원리에 입각하여 자극을 하나하나의 부분으로 보지 않고 하나의 의미 있는 전체 혹은 형태 즉, Gestalt로 만들어 지각하는 경향이 있다.

배경과 전경의 순환은 알아차림과 접촉을 통해 일어난다. 이때 인간의 본능인 알아차림은 Gestalt 형성과 관계하며, 접촉은 환경과 상호작용하여 Gestalt의 해소에 관여한다. 그런데 알아차림에서 Gestalt가 형성되어 전경으로 떠올라도, 이를 환경과의 접촉을 통해 완결 짓지 못하면 배경으로 사라지지 않는다. 왜냐하면 개체는 Gestalt를 완결 지으려는 강한 동기를 지니고 있는데 아직 완결이 되지 않았으므로, 계속 전경으로 떠오르려 하기 때문이다. 이를 미해결 과제라고 한다.

미해결과제는 전경과 배경의 자연스러운 교체를 방해하기 때문에 적응에 장애가 된다. 미해결과제가 많아질수록 개체는 자신의 유기체 욕구를 효과적으로 해소하는 데 실패하게 되고, 마침내 심리적 혹은 신체적 장애를 일으킨다. 따라서 알아차림과 접촉의 상호보완적 작용은 Gestalt의 형성과 해소 과정에 중요한 역할을 한다. 어느 한쪽이라도 정상기능을 하지 못하면 전경과 배경의 순환은 불가능하다. 미해결 과제를 해결할 수 있는 방법은 지금-여기를 알아차리는 것이다. 미해결 과제는 끊임없이 전경으로 떠오르려고 노력하기 때문에 항상 지금-여기에 그 모습을 드러내고 있으며, 따라서 개체는 단지 그것을 회피하지 않고 알아차리기만 하면 된다.

전경(Figure)과 배경(Ground)의 순환은 다음과 같다.

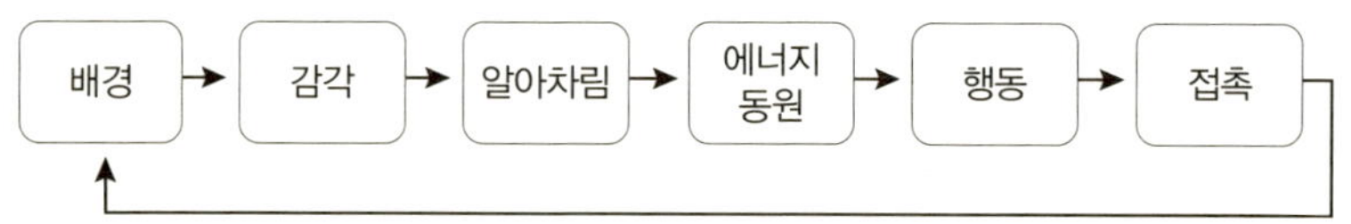

# 1. 알아차림(Awareness)

본능적 능력이며 생존도구인 알아차림(awareness)은 내외부에서 일어나는 현상들을 단순히 발견하고 체험하는 것을 말한다. 어떤 인위적인 분석이 아니다. 인간은 자신의 욕구를 알아차림으로써 이를 해소하기 위한 행동을 시작한다. 만일 인간이 자신이 원하는 것이 무엇인지 명확히 알지 못하면 무엇을 해야 할지 몰라 혼란에 빠진다. 실제로 많은 사람들은 자신이 원하는 것이 무엇인지 잘 모른 채 살아간다. 왜냐하면 그들이 성장과정에서 자신의 욕구를 자각하고 표현하는 것에 대해 주위로부터 부정적인 제제를 받았거나, 혐오나 수모를 당한 경험이 있기 때문이다. 이러한 사람들은 오랫동안 자신의 욕구를 억압하고 타인의 기대나 도덕적 기준에 의해서만 행동해 왔기 때문에 자신의 진정한 욕구를 무시하는 데 익숙하다. 실제 많은 사람들은 감정을 자각하지 않음으로써 고통을 덜 느낄 수 있기 때문에 감정을 자각하지 못하고 살아간다. 감정은 인간이 자신의 욕구와 관련하여 주관적으로 체험하는 느낌이다. 원하는 욕구가 충족되었거나, 혹은 충족될 수 있다고 판단하면 좋은 감정을 느낀다. 하지만 그렇지 못할 경우 불쾌한 감정을 느낀다.

어느 경우든 감정은 인간의 행동에 직접적인 영향을 미친다. 우리는 많은 경우 욕구를 직접 자각하는 것이 아니라 감정을 통하여 자각하기 때문에, 감정을 알아차림으로써 욕구를 더욱 선명하게 알아차리게 되어 Gestalt형성이 용이해진다. 감정을 자각하지 못하면 욕구의 자각과 해소도 함께 차단될 수 있기 때문이다. 만일 인간이 좋은 감정을 느끼게 되면 그와 관련된 욕구를 긍정적으로 받아들이고 다시 이를 추구하고 싶은 의욕이 생긴다. 그러나 좋은 감정을 못 느끼면 동기나 의욕이 생기지 않는다. 이것을 불쾌한 감정에 대해서도 마찬가지다. 내담자는 흔히 불쾌한 감정을 느끼는 것이 고통스럽기 때문에 이들을 회피하거나 억압해버리는데, 불쾌한 감정을 분명하게 체험하는 것도 좋은 감정을 느끼는 것과 마찬가지로 행동에 뚜렷한 방향을 제시해 준다. 따라서 감정을 알아차림으로써 미해결과제를 해소할 수 있다. 모든 욕구들은 일차적으로 감정과 연결된 신체감각과 밀접한 관계가 있다. 따라서 이러한 신체의 긴장이나 흥분 또는 이완 등을 자각함으로써 그와 관련된 욕구를 알아차릴 수 있다. 슬픔이나 기쁨, 분노, 사랑, 즐거움, 그리움, 행복감 등 우리의 감정은 모두 대응되는 신체적인 상태를 갖고 있다. 따라서 신체 상태를 알아차리게 되면 감정을 자각할 수 있게 된다. 아직 자신의 욕구나 감정을 잘 알아차리지 못하는 내담자에게 신체감각에 집중하도록 해줌으로써 자신의 욕구나 감정을 파악하는 데 도움을 줄 수 있다.

인간은 사고를 통하여 현실에 적응해 나가기 때문에 사고는 인간이 적응해 나가는 데 중요한 기능이다. 하지만 인간은 실생활에서 매 순간 깊은 사고를 하여 현실을 판단하지 않는다. 인간은 자신의 과거 경험을 토대로 미리 일정한 사고의 틀, 즉 사고패턴을 만들어서 그것에 의해 현실 판단을 한다. 이러한 방식은 매우 경제적이고 어떤 면에서는 건강한 행동이라고 할 수 있다. 그러나 이 사고패턴이 너무 경직되고 고정된 패턴일 때 문제가 된다. 왜냐하면 어떠한 사건도 과거사건과 동일할 수 없는데, 고정된 사고패턴을 가진 개체는 새로운 사건이나 현상들을 과거의 것들과 같은 것으로 간주하고 동일하게 취급해 버리기 때문이다. 부정적 사고패턴이 나타날 때마다 즉시 이를 알아차리고 멈추고, 동시에 어떤 것이 합리적인 생각인지 자문하면서 이성적으로 사고하는 습관을 길러야 한다. 행동패턴에 대한 알아차림은 접촉경계혼란 행동이 반복됨으로 습관적으로 굳어져 버린 행동패턴에 대한 자각이다.

### 1) 배경-감각 사이 생성되는 장애

배경으로부터 유기체 욕구나 감정이 신체 감각의 형태로 느껴지는데, 이것이 차단되어 신체감각 자체가 느껴지지 않을 수 있다. 즉, 신체의 고통이나 불편한 상태 등이 무시되어 느껴지지 않는다거나 혹은 외부 환경에서 일어나고 있는 사건들이 지각되지 않는 현상을 말한다. 이러한 현상은 깊은 수면상태나 약물복용상태 혹은 정신의 해리상태와 비슷하게 관찰된다. 이러한 상태에 있는 사람들은 에너지를 회복하는 데 문제를 느끼며 우울증에 빠질 수 있다.

분열성 성격장애를 보이는 내담자가 흔히 이러한 감정 장애를 보인다. 이들은 신체적 감각이나 환경적 자극에 대해 감정들을 최소화시키거나 왜곡시켜버려, 신체감각이나 외부환경 자극들을 잘 느끼지 못한다.

## 2) 감각-알아차림 사이 생성되는 장애

신체감각에 대한 지각은 이루어지지만 이를 환경과의 유기적인 관련 속에서 조직화된 하나의 의미 있는 욕구나 감정으로 알아차리지 못하는 경우이다. 이러한 장애가 생기면 인간은 어떤 신체감각을 지각하지만, 그것을 잘못 해석하는 일이 발생한다.[17] 이런 현상은 인간이 자신의 욕구를 오랫동안 억압해 왔기 때문에 생긴 결과이다. 이들을 Gestalt로 형성하여 전경으로 떠올릴 수가 없다는 것이다. 중재에서 내담자에게 그의 신체감각에 주의를 집중하도록 요구함으로써 올바른 알아차림으로 이끌어줄 수 있다.

## 3) 알아차림-에너지동원 사이 생성되는 장애

Gestalt형성에는 성공했지만 이를 해소하기 위한 에너지 동원에 실패한 경우이다. 머리로는 이해하지만 행동으로 옮기지 못하는 경우이다. 이러한 장애는 내담자가 자신의 분노감, 성적 감정, 부드러움, 사랑의 감정, 자기주장 혹 자신감 등 자신의 생생한 에너지와 접촉하는 것에 대한 두려움과 밀접한 관계가 있다.[18] 이러한 불합리한 두려움의 원인은 부모로부터의 내사 때문이다. 이들은 무엇이 옳고 그른지에 대한 부모나 중요한 타인의 견해를 무비판적으로 받아들여 그에 따라 행

---

17 예를 들어 불안한 상황에서 호흡이 거칠어지고 심장이 빨리 뛰는 현상을 불안반응으로 느끼지 못하고 심장마비로 잘못 해석한다. 가혹한 환경 속에서 성장한 개체는 성장과정에서 자신의 기본적인 유기체 욕구와 감정을 표현하거나 해소하는 것을 금지당하게 되고, 따라서 이들을 억압함으로써 자신의 신체감각을 유기체 욕구나 감정으로 지각할 수 없다.

18 이들은 만일 자신이 이러한 감정을 표현한다면, 미치게 되거나 무슨 큰일이 벌어지거나 아니면 다른 사람들로부터 조롱당하거나 또는 비난을 받게 될 것이라는 공포를 갖고 있다.

동해 왔기 때문에, 자신의 에너지에 대한 신뢰감이 없다. 그들은 오랫동안 내사된 도덕적 규범에 따라서만 행동해 왔으며, 자신의 에너지를 별로 사용해 보지 않았기 때문에 자신의 에너지가 어디에 있는지 잘 모른다. 또한 우연히 이러한 에너지와 접촉하게 되면 이들을 피하고 외면해버린다. 이러한 현상은 흔히 지식인이나 강박장애환자에게서 관찰될 수 있다.

### 4) 에너지동원-행동 사이에 생성되는 장애

에너지 동원에는 성공하지만 에너지를 Gestalt를 완결시키는 방향으로 이를 사용하지 못한다. 즉 동원된 에너지를 외부환경을 향해 행동으로 옮기지 못하고 차단해 버린다.[19] 동원된 에너지를 효과적인 행동으로 연결시키지 못하면 개체는 Gestalt의 완결 대신에 긴장과 죄책감을 느끼게 되고, 이런 행동이 만성적으로 되풀이되면 해소되지 않은 긴장에너지로 말미암아 만성긴장, 고혈압, 동맥경화, 성기능장애, 당뇨병, 암 등을 일으킬 수 있다. 이러한 현상은 흔히 그들이 내사한 자신에 대한 부모의 부정적 평가 때문에 발생한다. 이들은 부모가 갖는 자신에 대한 부정적인 평가를 입증하기 위해 무의식적으로 자기 패배적이고 파괴적인 행동을 하여 대인관계를 어렵게 만들고 스스로 괴로운 상황을 만들어 간다.

---

19  예를 들어 자신의 분노감을 자각하고 에너지를 동원한다. 하지만 이 에너지를 분노감을 느끼는 대상에게 표출하지 못하고, 자기 자신에게로 돌려 자신을 비난하고 질책하는 행동으로 바꾸어 버린다.

## 2. 접촉(Contact)

　알아차림을 통해 형성된 Gestalt를 행동을 통하여 해소하는 행위이다. 접촉은 인간의 감각기관은 해소를 위한 목표물을 관찰하고 운동기관은 그 목표물에 접근하는 데 도움을 준다. 접촉은 두 존재가 단순히 함께 있거나 무엇을 한다는 의미가 아니다.[20] 접촉은 둘이 서로 다른 개체라는 인식이 있으면서 자발적으로 하나가 되는 과정이다. 접촉은 둘이 차이를 없애버리는 것이 아니다. 둘이 만나는 순간 서로 하나가 되지만, 다음 순간 각각 새로운 독립적인 개체로 태어나게 해준다. 접촉은 서로를 새롭게 변화시켜 주는 창조적인 만남이다.

　인간은 감각을 사용해서 환경과의 접촉을 시도한다. 만일 감각기관 중 어느 한 부분에 이상이 생기면 환경과의 접촉이 단절되어 장애를 겪는다. 이러한 감각기관이 환경과의 접촉에서 결정적인 역할을 하지만, 많은 사람들은 자신의 감각기관을 별로 사용하지 않고 생각이나 공상에 빠진 채 살아가기 때문에 환경과 잘 접촉하지 못하고 산다. 감각기관을 다시 활성화시키는 연습을 중요시한다. 특히 언어는 대화 상대자와 친밀한 접촉을 가능하게 해주므로 대인관계에서 매우 중요하다. 인간은 언어를 통해서 감각의 차원을 넘어서 타인과 광범위하

---



20　접촉은 두 개의 서로 다른 독립적 존재가 서로에게 흥미를 느껴 가까이 다가가 만나고 하나가 되고, 서로에게 무언가를 얻어 새로운 존재로 다시 태어나고 또다시 다른 새로운 것을 향해 다가가는 행위이다.

게 접촉할 수 있다. 하지만 모든 언어가 접촉에 기여한다는 보장은 없다. 추상적인 언어의 경우 오히려 서로 간의 접촉을 방해하는 경우도 있다.[21]

인간은 자신의 정상적인 반응능력을 넘어서는 감당하기 힘든 상태에 처하게 되면, 스스로 조정능력을 동원하여 그 상황에 대처한다. 그때 나타나는 반응방식이 바로 내사나 투사, 융합, 반전, 자의식, 편향 등이다. 이들은 접촉경계혼란에 대한 원인을 제공하기도 하지만, 이러한 수단을 동원하여 위기상황을 극복하는 것은 지극히 자연스러운 학습 방법이며, 더 나은 창조적인 대응방식은 나중에 뒤따른다.

## 1) 편향(deflection)

환경과 접촉이 자신이 감당하기 힘든 결과를 초래할 것이라 예상할 때, 환경과 접촉을 피해버리거나 혹은 자신의 감각을 둔화시켜버림으로써 환경과 접촉을 약화시키는 것이다.[22] 편향이 습관적 행동이 되면 개체는 타인이나 환경으로부터 고립되고 무기력해진다. 또 편향은 알아차림을 흐리게 하여 우리의 지각이나 감각을 둔감화시킨다. 알아차림과 접촉을 차단하는 면에서 편향은 반전과 유사하다. 하지만 반전은 신체 현상을 수반함으로써 관찰 가능한 외현적인 행동으로 나타나지만 불안, 죄책감, 갈등, 긴장 등 여러 가지 부정적인 심리 상태를 피

---

21 예를 들면 애매모호하게 하는 말, 핵심을 잡지 못하는 말, 장황하여 흥미를 잃게 만드는 말, 자신의 의도를 숨기는 말, 접촉을 회피하는 말들.따라서 추상적 개념이 아닌 구체적인 이야기가 필수적이다.

22 편향행동으로는 상대를 쳐다보지 않는 것, 구체적으로 말하지 않고 추상적 차원에서 맴도는 것 그리고 자신의 감각을 차단하는 것 등이 있다.

하기 위해 사용하는 적응기제 중 하나인 편향은 감각적인 기제를 통해 지각을 차단하거나 추상적, 개념적 사고 작용으로 나타나므로 잘 알아보기 힘들다. 특히 편향은 행동으로 옮겨질 수 없는 흥분 또는 억제된 흥분에너지인 불안에 대한 방어가 주요 목적인데, 불안이 개체가 체험하는 다양한 종류의 고통과 부정적 감정에 총체적으로 관여하기 때문이다. 일반적으로 흥분은 알아차림과 접촉에 있어서 주요 요소이다. 우리가 알아차림과 접촉을 할 수 있는 것도 흥분이 있기 때문이다. 알아차림은 인간의 활동에너지인 흥분을 지각하는 것이고, 접촉은 이러한 에너지를 받아들여 행동으로 전환시켜 주는 행위라 할 수 있다. 그러나 흥분은 불안을 초래 할 수 있기 때문에 사람들은 편향을 사용하여 흥분을 억제하거나 마비시켜 버린다. 이때 사람들은 자신들뿐만 아니라 자신의 아이들에게도 이러한 교육을 시킨다. 그래서 아이들은 부모의 교육을 내사하여 흥분을 위험한 것으로 생각하여 억제하게 된다.

### 2) 자의식(egotism)

자신의 행동에 대한 타인의 반응을 매우 민감하게 의식하고 반응하기 때문에 생긴다. 어떤 행동을 하려는 욕구나 감정이 있고 이를 알아차리고 있지만, 그 행동을 했을 때 결과에 대한 확신이 없어 행동을 억제하고 엉거주춤하게 되고 어색해지는 자신의 모습을 의식하게 될 때 생기는 갈등상태이다. 이때 행동으로 옮겨지지 못한 욕구나 감정이 억압되지도, 투사되지도 못하고 그렇다고, 행동으로 옮겨지지도 못한 채 의식에 남아 있는 상태이다. 항상 타인이 자기를 어떻게 볼까 하는 염려와 공상 속에 산다. 이로 인해 환경과의 교류접촉이 방해되고, 자연스러운 활동을 제지하며, 마침내 인간은 자기 내부에 갇히게 되어 접촉경계 혼란을 일으키게 된다. 자의식을 통하여 모든 것이 지나치게 계산되고 의식화될 때 개체의 행동은 인위적이 된다. 자의식이 많은 사람은 다른 사람들로부터 존경받고 싶고 관심을 끌고 싶어 하지만, 거부당할까 두려워 행동을 드러내놓고 하지 못한다. 그래서 자의식은 충족되지 않은 자기애 욕구에 의해 발생한다고 볼 수 있다. 다른 사람들의 관심의 대상이 되면 당황해서 매우 불안해지고 신체적으로 심한 긴장을 느낀다. 또한 자신의 행동에 대해 타인이 비난할 것을 두려워하기 때문에 타인의 무리한 요구를 거절하지 못함으로써 자의식이 생길 수 있다. 따라서 중재에서는 자신의 욕구나 감정, 관심을 알아차리게 해주고 나서 이를 다시 말이나 행동 또는 예술행위 등으로 표현하게 해준다.

### 3) 반전(Retroflexion)

타인이나 환경과 상호작용하는 대신에 자기 자신을 행동의 대상으로 삼는 것을 말한다.[23] 이러한 행동은 개체가 성장한 환경이 억압적이거나 비우호적이어서, 자연스러운 접촉행동을 할 수 없을 때 나타난다. 원래 인간의 욕구를 억압한 것은 환경이었지만 지금은 인간 자신이 환경을 대신하여 자신의 욕구를 억압한다. 다시 말해서 개체와 환경 간의 갈등이었던 것이 이제는 개체 내부의 갈등으로 바뀌게 된다.

---

23 인간이 다른 사람이나 환경에 대하여 하고 싶은 행동을 자기 자신에게 하는 것, 혹은 타인이 자기에게 해주기를 바라는 행동을 스스로 자기 자신에게 하는 것을 뜻한다.

인간이 부모와 환경의 태도를 자신의 인격 속으로 내사하였기 때문에 일어나는 현상이다. 이때 인간은 내사로 인하여 내면세계가 두 부분으로 분열되어 한쪽은 행위자가, 다른 한쪽은 피해자가 된다. 이러한 과정은 처음에는 의식적으로 행해지지만 나중에는 차츰 습관화되어 마침내 무의식적으로 된다. 반전은 환경과 접촉하는 대신, 자기 자신과 관계하는 현상이므로 접촉경계에 혼란이 된다.

겉으로 봐서는 자신이나 타인에게 무의미해 보이는 행동을 끊임없이 되풀이 하는 강박증상[24], 자기 자신을 부정적으로 평가하고 비난하는 행동인 열등의식, 만성두통, 고혈압, 소화기 장애, 호흡기 장애 등은 반전으로 인해 발생하는 장애이다. 개체가 울음을 참거나 분노감을 억압하거나 혹은 밖으로 향하려는 유기체의 자연스러운 운동을 강제로 억제하면, 이것이 신체긴장으로 바뀐다. 그리고 그 결과, 정신신체질환이 발생하게 된다. 반전을 하게 되면 근육운동만 느껴질 뿐, 원래의 유기체 욕구나 감정은 느껴지지 않는다. 우울증 환자들은 흔히 사랑하는 사람에 대해 분노나 불만감을 표현하지 못하고 그것을 자기 자신에게 반전시킴으로써 죄책감에 빠지고 우울하게 된다. 자살은 개체가 타인에 대한 적개심을 송두리째 자신에게 향하게 함으로써 자신을 파괴하는 행동이다.


4) 내사(introjection)

인간은 환경으로부터 자신의 공격성을 제지당하게 되면, 권위자의

---

24　이는 해소되지 않은 유기체 욕구와 이를 반전하는 자기 부분과의 싸움에서 비롯된 것이다.

행동이나 가치관을 무비판적으로 받아들이게 된다. 이때 무비판적으로 받아들여 자기 것으로 동화되지 못한 채 남아 있으면서, 개체의 행동이나 사고방식에 악영향을 미치는 타인의 행동방식이나 가치관을 내사라고 한다. 개체는 이러한 내사로 말미암아 고정행동 패턴을 개발하고 습관적이고 자동화된 행동을 반복한다. 그렇게 되면 개체는 매 상황에서 발생하는 자신의 다양한 욕구에 따라 행동하지 못하고 내사된 것들의 명령에 따라 그것이 자기 자신이라고 잘못 안 채 살아간다. 내사가 심한 개체는 자신의 진정한 욕구가 무엇인지 잘 모른 채, 타인의 기대에 따라 맞추어 사는 데 익숙해져 있다. 중재 시, 어느 것이 자기이고 어느 것이 자기가 아닌지를 명확히 구분하도록 도와준다. 즉 개체가 자기 자신이 되는 것을 방해하는 요소들을 제거함으로써 개체로 하여금 다시 진정한 자기 자신이 되도록 도와주는 것이다.

### 5) 투사(projection)

자신의 욕구나 감정을 자신의 것으로 자각하고 접촉하는 것을 두려워한 나머지 그것에 대한 책임 소재를 타인에게 돌림으로써 나타난다.[25] 투사에는 두 가지 종류가 있다. 하나는 새로운 상황에 처하여 그 상황에 능동적으로 대처하는 한 방편으로서 의도적으로 자신의 상상력과 창의력을 사용하는 창조적 투사이고, 다른 하나는 직면하기 힘든 자신의 내적인 욕구나 감정 등을 회피하기 위하여 무의식적이고 반복적으로 하는 행위인 병적 투사이다. 투사는 자신의 욕구를 자각하고

---

25  자신의 생각이나 욕구, 감정 등을 타인의 것으로 지각하는 것을 말한다.

접촉하며 해소하는 과정을 방해할 뿐만 아니라 타인과의 접촉도 방해한다. 그것은 타인의 존재를 있는 그대로 바로 보지 못하게 하고, 나의 생각, 나의 욕구로 상대편을 지각하게 만들어서 타인들을 진정으로 만나지 못하게 한다.

### 6) 융합(confluence)

밀접한 관계에 있는 두 사람이 서로 간에 차이점이 없다고 느끼도록 합의함으로써 발생한다. 이러한 관계에 있는 사람들은 겉보기에는 서로 지극히 위해주고 보살펴 주는 사이인 것처럼 보이지만, 내면적으로는 서로 독립적으로 행동을 못하고 의존관계에 빠져 있는 경우가 많다. 다만 서로가 서로를 필요로 한다고 생각하기 때문에 상대편을 놓아주지 않고 붙들고 있는 상태이다. 이들을 서로에 경계가 없다. 두 사람은 마치 하나의 개체인 것처럼 착각하며 산다. 서로 관계를 깨뜨리려는 시도에 대해서는 자신의 안전에 대한 심각한 위협으로 느낀다. 따라서 그들은 서로 간에 어떤 갈등이나 불일치도 용납하지 못한다. 서로 간에 오래 길들여진 관계에 익숙해져 있기 때문에 서로 간의 균형 상태를 깨뜨리는 행동은 금기시되어 있다. 융합으로 인하여 자신의 경계를 갖지 못할 때, 개체는 자신의 욕구와 감정을 제대로 해소할 수가 없고 따라서 그러한 삶은 미해결과제를 축적시킨다.

### ① 접촉-물러남 사이에 생성되는 장애

정상적인 경우라면 개체는 접촉이 끝나면 자연스럽게 만족해서 뒤로 물러나 쉬게 된다. 그리고 다시 주기의 리듬이 시작된다. 하지만 어떤 사람들을 항상 긴장하여 정상에 머물러 있으려고 한다. 즉 그들은 만족을 모르며 물러나 쉴 줄을 모른다. 이유는 과거 성장기에 받았던 상처와 아픔을 다시 겪게 될지도 모른다는 공포감을 무의식적으로 갖고 있기 때문이다. 이들이 가장 두려워하는 것은 침묵과 공백이다. 그것은 그들이 아무것도 하지 않고 가만히 있으면 자신들이 어렸을 적에 겪었던 충격적 사건들을 다시 만나게 될 것 같은 두려움 때문이다. 이들에게 필요한 것은 오히려 이러한 공백에 몸을 맡기고 그 상태에 머물러 봄으로써 과거의 미해결 과제를 직면하고 완결시키는 것이다. 이렇게 하여 미해결과제를 완결시키고 나면, 그때는 편안한 마음으로 물러나 쉬면서 접촉을 통해 얻은 만족을 즐길 수 있게 된다. 그리고 체험된 것들을 조용히 음미하고 나의 일부분으로 동화시킬 수 있게 된다.

② 행동-접촉 사이에서 생성되는 장애

에너지를 동원하여 행동으로 옮기지만, 접촉에 실패함으로써 Gestalt를 완결하지 못한다. 내담자의 행동이 목표대상을 잘 겨냥하지 못하고 산만하게 일어남으로써 발생한다. 에너지를 효과적으로 쓰지 못하고 여기저기 흩어버리기 때문에 자신이 원하는 결과를 얻지 못한다.

전형적인 Hysterie 환자가 여기에 해당한다.[26] 그들은 외적으로 현실과 제대로 접촉하지 못하고, 내적으로는 실제감을 느끼지 못하여 무엇인지 모르게 공허함을 느낀다. 때문에 이러한 내적 공허함을 메우기

---

26 Hysterie 환자들은 말이 많고 행동은 분주하다. 하지만 자신의 체험을 잘 통합하지 못하며 많은 일에 관여하지만 행동이 산만하며 에너지를 모아서 어느 한 행동에 투여하지 못하고 여기저기 흩어버린다. 다만 그들은 음식을 먹지만 맛을 잘 음미하지 못하고 성행위를 하지만 그저 막연한 느낌에 머문다.

위해 지나치게 성에 집착하거나 마약 복용을 하기도 하고 먹는 것에 집착하기도 한다. 이러한 행위를 하는 순간만은 자기 자신과 접촉 하는 듯한 느낌이 들기 때문이다. 이러한 내담자에게는 행동을 여러 단계로 나누어 하나씩 하나씩 자각하도록 해주는 한편, 행동 결과에 대해서도 찬찬히 음미하도록 해 주어야 한다. 그리고 충동적으로 행동을 하거나 산만하게 하는 대신 조그만 행동 단위에 초점을 맞추어서 서서히 단계적으로 자신의 에너지와 접촉하도록 도와주는 것이 필요하다.

# 3. 중재

중재 목표는 내담자가 성숙하여 자신의 삶을 책임지고 접촉을 통해 Gestalt를 완성하도록 조력하는 것이다. 또 다른 목표는 내담자가 느끼는 불안을 삶의 부분으로서 수용하고 처리하도록 조력하는 것이다. 내담자가 환경 지지를 버리거나 탈피하고 자신의 삶을 책임지는 자기 지지에 의해서 살아가도록 조력한다. 내담자가 타인을 의지하는 것이 아니라 스스로 많은 것들을 할 수 있다는 것, 자기가 할 수 있다고 생각하는 것보다 훨씬 더 많은 것을 할 수 있다는 것을 발견하도록 돕는다. 내담자는 그들의 감각을 완전히 사용하는 것을 배우고 이를 통하여 자각에 이른다. 자각으로서 자신의 부정된 존재의 부분을 직면하고 수용하여 주관적 경험과 현실에 접하게 되는 능력을 가지게 된다. 내담자가 가진 다양한 양극성에 대한 자각의 확장을 촉진한다. 양극성의 어느 한쪽을 지나치게 의식하거나 강조하는 내담자를 돕는데, 상담자는 그가 자각하지 못한 다른 한쪽을 알아차리도록 한다. 그리고 모든 심리적 문제를 접촉을 통한 자각으로 통합을 달성하도록 한다.

# 4. GMT

형태음악치료(Gestalt Musik Therapie)에서도 역시 Gestalt, 전경－배경, 접촉 등 형태심리학에서 중요하게 생각하는 것들을 모두 받아들인다. 그리고 이들은 GMT에서도 역시 중재적 관계형성을 위해 중요한 도구가 된다. Gestalt의 개념을 음악처럼 잘 설명할 수 있는 것은 없으리라 생각해본다. 먼저 전경－배경은 소리나 화성에서 쉽게 찾을 수 있다. 예를 들면 같은 화성이라도 근음을 무엇으로 하는가에 따라 화성의 색깔이 달라진다든지, 우리가 음악을 들을 때 어떤 상황에서 또는 상태에서 듣는가에 따라 같은 곡이라도 다른 이해와 감명을 받을 수 있다. 이 외에도 작곡 과정이나 연주 과정에서라든지, 음악의 형식이라든지 많은 음악 활동에서 Gestalt가 이해될 수 있다. GMT의 중재는 자기인식의 시도이고 현재의 체험에 대한 관여이다. 중재 과정에서 즉흥연주는 비언어적 수준에서 관계를 위한 공간을 형성하고 이상적인 방법으로 생생한 접촉이 여기－지금에서 이루어지도록 한다. GMT 중재 과정은 내담자의 배경에서 전경으로 드러남으로 시작한다. 이렇게 드러난 전경은 음악을 거쳐서, 여기서 언어와 육체를 거쳐서 표현될 수 있다. 중재자는 전경을 듣고, 보고, 인지하고 수용한다. 이것은 중재자가 표면적으로 드러난 것을 받아들이고 인정한다는 것을 의미한다. 이것은 역시 중재자의 전경－배경 과정은 무시되어짐을 의미하기도 한다. 현재의 경험과 자각을 촉진시켜 내담자로부터 내면의 감정을 음악 안에서 통찰하게 한다. 그럼으로써 내담자 스스로 지금-여기의 경험에서 일어나는 정화작용에 의해 미해결 감정을 접촉하여 슬픔, 불안, 불만이 해소되며 만족을 얻는다. 증상 제거보다는 성숙의 개념을 더 강조하며 자신의 능력을 스스로 인식하도록 도움으로써, 개체가 자극에 노출되면 부분을 보지 않고 그 자극을 하나의 의미 있는 전체, 혹은 형태로 보게 된다. 미해결 과제의 해결을 주요 목표로 삼는다.

이미 언급했듯이 중재는 전경에서 드러난 것에서 시작한다. 이때 탐색이 시작되는데, 진단적 질문이 주로 이루어진다. 전경으로 나타난 사항은 원인이나 이유 근거가 있다. 이후 중재자의 인내가 주요한데, 즉흥연주를 통한 계속적인 접촉과정에서 전경에서 드러난 사항을 위한 중재 방법을 찾는다. 현재의 미완적인 전경과정이 가설적인 배경과 어떤 형태를 형성하도록 한다. 즉, 현재의 문제는 알아차림과 접촉의 혼란에서 발생하였는데, 배경이 어떠한 상태였는지를 모르기 때문에 추측과 유추에 의한 가정을 하고, 이 가정과 현재의 문제가 점점 올바른 Gestalt가 형성되는 방향으로 맞춰진다는 것이다. 이에 따라 내담자의 체험과 인식의 변화가 시작한다. 이다음에 중재자가 고안한 중재 방법을 평가, 성찰, 반성하고, 고안된 중재 방법들이 다각도로 시행된다. 이때 단계적으로 미완의 Gestalt에 대한 보충이나 보완이 이루어진다. 이미 알아보았지만 중재의 궁극적인 목표는 미완의 Gestalt에 만족이나 충족, 결핍된 것의 보충을 통해 완성에 그리고 해소에 이르도록 하는 것이다. 마지막으로 전경에서 드러난 미완의 Gestalt에 대한 의식화가 이루어지면서 중재적 접촉이 마감된다. 그러나 모든 문제가 한 번의 의식화나 직면으로 해소가 되지는 않을 것이다. session에서 다루

어진 것은 Gestalt형성에 방해된 작은 부분인 것이다. 만약 전경이 완전
하게 되는 사건이 완성된 상태라면, 사건은 다시 배경으로 사라진다.
그리고 거기서 경험으로 이해되어져 남는다. 만약 여기에서 전체의 일
부분들이 부족하거나 또는 문제를 놓친다면, 만족스럽지 못한 사건은
의식적으로나 무의식적으로, 일상에서 그리고 꿈에서 새로운 전경으
로 떠오르게 된다.

# 5. 형태 음악치료(Gestalt Music Therapy)의 중재 과정

　중재는 자각 또는 알아차림의 능력을 향상시키기 위해 집중하는 것을 기반으로 실제적이고 직접적인 경험을 통하여 스스로 명료화하는 다양한 기법들을 창조적으로 사용한다. 필요에 의해 다른 음악치료 기법들뿐 아니라, 다양한 영역에서의 다양한 기법들이 융합되어 사용될 수 있다는 것이다.

　사람은 전체적인 구조 내에서 음들로 구성된 음악을 청각적으로 인지하는 경험을 통해 음악을 받아들이며, 무작정 음악을 듣는 것이 아니라 특정한 원리에 의해 음악을 이해하게 된다. 그러니까 음악은 1차적인 기억에 의존하므로 단기 기억력은 필수적이다. 인간은 새롭게 학습된 지식들을 조직화하여 기억에 저장하는데, 이를 grouping이라고 한다. 이러한 grouping은 주어진 정보를 기존에 가지고 있는 지식을 활용하여 나름대로 의미 있는 단위로 묶는 작업을 하며, 정보를 기억하고 보유하는 데에 중요한 기술이 된다. 계속 제시되는 음악적 정보역시 이러한 과정을 따른다. 음악적 정보는 grouping을 통해 분류될 때 형태이론을 따른다. 따라서 음악은 소리 하나하나를 듣는 것이 아니라 음들이 모여서 구성된 역동성을 자극하고 전체를 구성하는 청각적 Gestalt에 근거한 경험을 제공한다.

　Gestalt 개념에서 가장 중요한 것은 전경과 배경을 분리하는 작업이다. 인간은 선천적으로 전경과 배경을 분리하려는 성향과 보편적인 능력이 내재되어 있다. 많은 경우 전경과 배경이 명확히 구분되기도 하지만, 가끔씩은 불분명한 경우도 있다. 배경과 분리되어 전경으로 규명된 이후 자극들을 이해하는 과정에는 Gestalt원리들이 적용된다.


## 드러냄

중재자는 전경을 드러내도록 노력하는데, 주로 관찰, 경청, 진단적 질문이 사용된다. 그리고 기다리는 것이 중요하다. 이때 어느 사건 또는 이야기, 음들 또는 리듬들, 몸짓(동작) 또는 움직임이 드러나는 것, 명료한 것, 튀어나오는 것 또는 비일상적인 표현은 비록 이것이 소리가 적을지라도 또는 인지하지 못할 정도로 숨겨져 있을지라도 중요하게 된다. 예를 들어 즉흥연주 도중 어떤 오랜 쉼은 배경적인 리듬으로서 의미가 있다.

중재자는 의미 있는 전경들을 3가지의 인식 수준(언어적. 행동적. 음악적 수준)을 통해 식별하게 된다. 예를 들어 언어적 수준에서는 단어들의 강조, 언어선율(어조)의 움직임, 중요한 것의 반복, 음성(발성)의 울림, 언어 흐름의 쉼과 리듬, 말하기의 강약, 문장들의 완성 또는 중단을 구별한다. 육체 수준에서는 분위기의 떨림 영역, 걸음의 리듬, 걸음의 습관, 근육경련 또는 행동 유형의 고정된 외형들, 억제, 연주 태도, 앉아 있는 태도의 양상, 거리 그리고 친밀의 역동 등을 구별한다. 그리고 마지막으로 음악 수준에서는 소리, 잡음, 고요함, 외침, 리듬, 쉼, 박동, 복합성, 선율, 동기, 노래, 역동적인 빠르기, 역동적인 소리 크기, 고정 또는 해결 형태들을 구별한다. 이때 불균형적으로, 비유적으로 우선시되는 모든 표시들은 미완성의 사건들에서, 연주되지 않는 동기에서 자신들의 이유를 갖는다. 그리고 이들은 중립적으로 나타난다. C. G. Jung 이후 그림자로서 인간의 억압되고 배제된 측면은 배후에 있다는 것, 그리고 이것은 전 의식적 또는 무의식적으로 전면에 나올 수 있다는 것을 이해한다. 그리고 이것들은 종종 간접적으로 육체와 음(音)을 경유해서 또는 실언을 경유해서 표현된다. 만약 우리가 육체, 언어 그리고 음악을 같은 상징가능성으로 파악한다면, 인지(認知)에서 드러남이 시작한다. 제시된 전경을 듣기는, 앞에 제시한 음악, 육체 그리고 언어 3영역에서 동시에 시작하고 이를 통한 자율적 조절과 균형을 목표로 한다. 전경에서 드러난 것의 동기 또는 드러남을 통해 얻은 문제들은 음악에서 특별한 의미를 갖는 비슷한 개념이다. 이들의 배후는 동조적인 요소들이다. 이들의 배후는 어떤 공명적인 요소들이다. 이 음악적인 전경들은 가까운 유사관계를 나타난다. 음악치료사는 다음과 같은 예시적인 질문들과 함께 배후에서 작용하는 요소들을 탐색한다. 감정은 어떤 소리 또는 어떤 유형의 셈여림을 갖는가? 리듬 또는 선율이 어떤 움직임 틀로 공명되는가? 언어적인 조각들이 어떤 형태 또는 어떤 리듬을 얻고자 하는가? 우연히 뿌려진 음들은 선율 형태에서 유래하는가, 아니면 리듬 형태에서 유래하는가? 이러한 사고들을 가지고 어떤 관계는 중재적인 질문 "무슨 일이야?"에서부터 음악적인 질문인 "어떤 요소들이 공명되는가? 무엇이 투영되는가? 무엇이 암시되었는가? 무슨 감정 또는 사상이 나타나는가?"가 된다.

관계 영역에서 접촉은 다른 존재의 인정을 통해서 발생한다. 정신적인 수준에서 배경과 작용요소들 사이의 공명 과정이 시작한다. 중재 수준에서 전경은 음악적인 겉옷을 입게 된다. 과정진단적인 질문에서 언어, 육체 그리고 음악은 보충될 수 있고 어떤 상태에 대해 믿을 만한 평가를 제공한다는 것이다. 여기서 언어는 이해할 수 있는 정신적인 본질을 가지고 의사를 소통한다. 육체는 건강과 질병 사이에서 건강을 위해 노력하는 능력들에 새로운 균형을 나타낸다. 음악은 정신적인 것을 표현한다. 게다가 음악은 존재의 실존적인 결합을 자연과 함께 그리고 어떤 개인의 한계를 초월한, 정신적인 공간을 함께 포함한다. 문제적인 형태의 인식은 중재자에게 심리적 병리에 관한 지식을 요구한다. 이는 중재자에게 의미 있는 배경이다. 문제 인식은 보통 표면적인 행동에서, 배경들의 가능한 오류에서 지금-여기에서 나타난 것이다. 자기인식 그리고 다른 사람의 인식은 대화적 과정 속에서 드러난다. 따라서 진단적 질문이 결정되는데, 보통 다음과 같은 의미를 담고 있다.

- 당신에게 지금 무슨 일이 일어났는가?
- 여기, 그리고 오늘 당신은 누구인가?
- 내적으로 무슨 일이 있는가?
- 무엇이 배경에서 분리되고 무엇이 전경으로 드러나는가?
  (현재의 원인이 뭐야?)
- 특별한 음성 상황이 무엇을 말하는가?
- 긴장된 육체긴장은 내면에서 무엇을 방어하는가?
- 어떤 다양함이 울리는 음악 뒤에 숨어 있는가?
- 어떤 고정된 모양, 갇힌 생각의 분리를 향해 무엇이 일어났는가?

이러한 과정진단적인 문제들에 대한 대답들은 현실 과정의 표면과 마주친다. 하지만 아직 핵심에는 마주치지는 않은 것이다. 이들 질문에 대한 대답들은 문제의 일부분이지 정확한 핵심은 아니라는 것이다. 핵심 주변을 맴도는 것일 뿐이다. 단지 밑그림 또는 개요같이 문제 윤곽을 그릴 뿐이다. 여기서 언어에서 음악으로의, 육체로 또는 움직임으로의 변환은 흐르듯이 막힘없이 그리고 교환할 수 있다. 우리의 주의집중이 행동들과 몸짓언어에 동시에 초점을 맞춘다. 감정, 자극, 내적 활동들 또는 긴장들, 진동들, 파동들 그리고 증상들은 표현되고 전해진다. 그리고 이들은 대화 속에서 말한 것과 함께 드러난다. 각각의 인간에게 존재하는 완전체로의 노력은 유기체의 위기, 장애들, 특이한 행동과 함께하는 끊임없이 반복되는 논쟁에 있다. 여기에는 조정과 타협이 필요하다. 만약 음악이 깊이 작용한다면, 음악은 육체공명, 인간의 언어적-정신적 그리고 육체적-정신적 특성, 게다가 공명적인 작용요소들 사이의 공명 사건에 대한 현재의 인식을 확장한다. 왜냐하면 음악은 소리를, 진동은 감정 움직임을 의미한다. 리듬은 구조와 결합을 가리키고, 선율은 이야기와 분위기를 설명하기 때문이다. 또한 셈여림은 내적인 동요<sup>(격동)</sup>과 작용을 나타내고 형식은 외적인 변환과 방향들을 의미하기 때문이다. 중재적 접촉에서 문제가 무엇인가가 드러난다. 탐구는 서서히 드러나는 것을 연구함을 의미한다. 그런데 탐구라는 것은 중재자의 입장에서는 에너지가 동원되고, 행동이 시작된 것을 의미한다. 탐구의 결과는 분명한 전경으로 드러남을 촉진하여 어떤 완전함을 통한 Gestalt 해소의 길을 발견하는 것이다. 여기서 상호간의 공명은 중요한 역할을 한다. 내담자는 현악기의 현처럼 활로 긁혀진 것을 의미하고, 중재자는 긁혀진 음악을 악기의 공명체<sup>(악기 몸통)</sup>

처럼 드러낸다. 그리고 증폭된다. 여기서 공명은 외적 내적상황을 상호 관계시킨다. 완전한 접촉으로 진입하려고 할 때 에너지를 동원하게 된다. 이때 보충하여 완성이 될 것인지 아니면 장애가 될 것인지 사이에서 흥미, 상상, 창조력이 발생한다. 이 상호 간의 흥미, 공명상태의 에너지는 불완전한 접촉을 완전 접촉으로 변화시킨다. 완전접촉에서 동반된 공명 느낌은 다음 단계를 위한 조건을 형성하는데, 여기서 저항이 발생한다. 그리고 여기서 나타나는 결과는 임시적 상황일 뿐이다.

임시적 상황은 Gestalt 해소가 아니라 해소 가능성일 뿐이다. 따라서 직접적인 흥미 유발 대상은 아니다. 그렇기 때문에 강제성이 동반되는데, 여기서 저항들이 나타난다. 저항들은 나은 것을 기대함에도 불구하고 나쁜 것이 일어날 것 같다는 두려움이다. 저항들은 그러므로 모순적이다. 그리고 이 때문에 대부분 부인하게 되고, 저항에 대한 공명상황도 일어난다. 이 공명에 의해 저항은 강화되지만, 동시에 저항은 부정에서 지지되고 증폭됨으로 인해 동시에 상쇄된다.

내담자 : 오늘 좋아요. 나를 방해하는 것이 아무것도 없어요.
중재자 : 아주 좋군요. 그럼 우리 한번 아름다운 것을 함께 연주해볼까요?
내담자 : 나는 아름답게 연주할 수 없어요.
중재자 : 그러면 내가 먼저 어떤 것을 연주해서 당신에게 들려줄게요…….

이러한 탐색적 접촉은 중재자에게, 간혹 중재자와 내담자 둘 다에게 힘들다. 접촉은 수동적이고, 수용적이다. 잘해야 placebo효과적 중재 관계로 흘러들어갈 수 있을 뿐이다.

다음과 같은 저항을 드러내는 질문을 한다.

- 괴로운 문제에 대항할 때 생기는 피로와 두려움은 어떤 의미인가?
- 무엇이 방해하나?
- 무엇이 들리는가?
- 무엇이 다음 단계에 들리는가?

저항은 보호 기능을 갖는다. 저항과 함께하는 즉흥연주와 방어의 드러남은 중재나 음악 안에서 흥미로운 단계, 그리고 어떤 향상을 포함한다. 중재자는 저항을 비판으로 이해하면 안 된다.

청취는 수용이자 드러남이다. 귀 기울임 또는 엿들음의 나지막한, 그리고 활동적인 태도는 많은 성격적이고 방법적인 연습을 전제로 한다. 진동인지는 내적인 움직임들을 감정들로 이해하는 기초이다. 그 어디에도 이러한 능력이 직접적으로 경험할 수 있는 곳은 없다. 그리고 자유로이 함께 연주하기에서, 즉흥연주에서처럼 연습된다. 각각의 음들은 어쨌거나 음이 지속될 수 있고, 분류될 수 있고, 연주되고 되받아 연주되기 전에, 들려지고, 인지되고 수용된다. 즉흥연주된 음악은 내면의 상태가 표현된 것이다. 다른 한편으로 귀는 거부된 음들을 못 듣는 능력이 있을 뿐 아니라, 때때로 희망하지 않는 음들을 제대로 듣는다. 또한 귀는 원하지 않는 음들을 자신이 원하는 대로 바꾼다. 음악을 경유한 접촉, 공명적인 이해, 이상한 표현에 대한 관심은 어떤 사랑과 애착의 느낌에 매우 가깝다.

## 지속함

　현재는 문제의 두드러지는 형태를 견디는 것, 파헤쳐진 슬픔, 갈등들 또는 장애들을 이겨내는 것이 중요하다. 접촉의 이해를 통해 중재자는 개별적인 그리고 외부의 문제들 사이를 분명히 구별할 수 있다. 중재자는 내담자의 현실화된 문제에 대해 자신의 개인적인 동감으로 공명을 나타내지 않는다. 경계 설정의 성공에 따라 가끔 힘들게 견디는 상황들은 음악의 기능과 영향에 동의와 관용을 허용한다. 이러한 인정으로 괴로움을 참는 음악, 두려움 가득한 음악, 자기 파괴적인 음악들이 성립한다. 즉, 음악에 대한 신뢰를 바탕으로 현실이 아닌 음악에서 자유로운 표현이 가능하게 된다. 따라서 충분한 긴장들이나 두려움들을 내포한 즉흥연주나 고통스러운 불협화음들 그리고 정적 등을 참고 경청할 수 있고, 또한 참고 견딜 수 있게 된다. 내부와 외부의 경계 설정의 성공으로 이명증 때문에 자살시도까지 했던 내담자는 중재자가 연주하는 금관악기에서 이명증에서와 비슷하게 표현되는 날카로운 소리를 오래 참고 견딜 수 있게 되었다. 음악의 상징적인 공간에서 내부적으로 어떤 일이 벌어지는지를 털어놓는 것은 고통을 임시적 고통으로 인지하고 견딜 수 있게 한다. 현실성이 생겼다는 것이다. 그리고 부족한 부분은 부족한 대로 수용한다. 연주가 되어 표현된다는 것은 내적으로 어떤 식으로든 통합된 것이 나타난다는 것이다.

　전경의 탐색과 완전한 접촉 사이의 단계에서 의식적인 연결들 또는 직관적인 수용에 대한 여러 가지의 관찰들과 정보들이 다발로 묶여지게 된다. 심리진단, 비슷한 상황들과의 비교, 음악작용 요소들의 선호

등에 따라서 관찰된 요소들의 연관성이 일어나고 여기서 최초로 전경과 배경이 연결될 것이라는 가설이 초기 문제에서 나타난다. 이 가설은 중재를 위한 전제 조건이다. 주의할 점은 이 가설은 소통되는 것이 아니라 중재자만이 갖는다.

각각의 중재들의 기본은, 풀리지 않는 위협적 긴장 문제들을 견디어 참아내는 것이다. 이후 중재자는 전경의 기초를 통찰하고 어떻게 전경이나 문제가 이끌어지는가를 인지한다.


## 내보임

형태심리학에서 장애는 어떤 상황 속에서 자신의 욕구나 감정 그리고 환경조건과 맥락들을 고려하여 가장 매력 있는 혹은 절실한 행동을 Gestalt로 형성하지 못할 때<sup>(미해결과제)</sup> 즉, 배경으로부터 분명한 Gestalt를 형성해내어 전경으로 떠올리고<sup>(알아차림)</sup>, 이를 환경과의 상호작용을 통해 해결하여 배경으로 사라지게 하고<sup>(해소를 위한 변증법을 기초로 하는 접촉)</sup>, 다시 새로운 Gestalt를 형성하여 전경으로 떠올리는 순환과정을 되풀이하지 못할 때 발생한다.

중재의 목표는 ① 인간 스스로 자신의 가장 이상적인 상태로 변화하고 성장해 나갈 수 있다는 것을 자각하게 돕는 것이다. ② 내담자의 방어를 해제하고 억압했던 자신의 부분들을 다시 접촉하게 해주어 체험 영역을 확장시켜 준다. 왜냐하면 체험확장은 자신감을 주고, 또 다른 새로운 영역을 탐색하도록 용기를 불러일으키기 때문이다. ③ 분할되고 소외된 인격의 부분을 다시 접촉하고 체험하게 함으로써, 소외된 인격의 부분 역시 자신의 인격의 일부로 통합시키도록 해준다. 왜냐하면 통합된 개체는 문제가 생길 경우 이를 유기체의 자율적인 조절기능에 맡기므로 모든 것이 자연스럽게 조절되기 때문이다. 따라서 성숙한 개체는 현재의 고통을 있는 그대로 받아들이기 때문에, 그 고통은 결국 통합되고 치유되어 그 순간의 고통으로 끝난다. 이렇게 되면 자신의 감정과 욕구를 자유롭게 표현할 수 있게 되며, 마침내 불안과 공포증을 벗어버리고 점점 삶의 다양한 가능성을 향해 도전할 수 있게 된다. 반대로 고통을 피하기 위해 유기체 욕구를 억압하거나 투사하게 되면 고통은 치유되지 않고 오히려 영속화된다. ④ 감정을 깨달으면서 욕구를 더욱 선명하게 알아차리게 되어, Gestalt 형성을 돕도록 한다. 우리는 많은 경우 욕구를 감정을 통하여 자각하기 때문에, 감정을 알아차리는 것은 매우 중요하다. 왜냐하면 감정을 자각하지 못하면 유기체 욕구의 자각과 해소도 함께 차단될 수 있기 때문이다.

GMT는 어떻게 이러한 목표에 부합할 수 있을까?

음악치료는 음악을 매개로 하여 인간의 안녕을 도울 수 있다고 한다. 그럼 음악이 무엇인가? 음악이 어떤 기능을 갖기에 인간의 안녕을 도울 수 있는가?

여기서 아주 중요한 점은 인간 스스로 자신의 가장 이상적인 상태로 변화하고 성장해 나간다는 것과 통합된 개체는 문제가 생길 경우 이를 유기체의 자율적인 조절기능에 맡기므로 모든 것이 자연스럽게 조절된다는 것이다. 이를 음악과 연계해서 말하고자 한다.

먼저 즉흥연주는 내담자들이 자신이 선택한 악기를 가지고 원하는 대로 소리 내다 보면 결국 동질성의 원리에 의해 하나의 정돈된 연주로 이어지고, 이때 생산되는 불협화음은 점차 배음과 공명에 의해 조화롭고 정돈된 질서를 이룬다. 이는 음악의 순기능을 정확히 포함하고 있는 사건이다. 음악을 구성하는 음(音)은 비율에 의해 만들어지고, 이 음들이 일정한 비율로 모여 음정과 화성이 되고, 비율이 얼마나 안정적인지에 따라서 협화음과 불협화음이 결정된다. 여기서 알 수 있는 것은 음 자체가 조화와 균형, 그리고 질서를 갈구한다는 것이다. 동시에 동질성이나 공명을 통해서 조화나 균형 그리고 질서를 유지하려고 한다는 것이다.

이러한 강요되지 않고 의도되지 않은 조화로운 즉흥연주로 발생한 카타르시스와 자각은 내재된 미해결을 해소하게 되며, 중재자와의 대화가 이루어지고 집단 상호 작용이 이루어짐으로써 대인관계 능력과 집중력이 향상된다. 이러한 즉흥연주는 음악의 상징적인 연주를 통한 자기 스스로의 발견 시도라 할 수 있다. 만약 음악이 자신들의 작곡된 형태 굴레나 화음 또는 박자의 굴레로부터 자유롭게 된다면, 부상이나 손상들을 제외하고 즉흥연주의 연주 기회들에서 모든 것이 가능하다. 따라서 전경들, 동기들 또는 문제들의 표현 가능성들, 나타냄들의 끝없는 장이 열리게 된다. 자유로운 형태화로서, 내적움직임(정서)의 나타냄으로서, 영혼과 느낌의 언어로서 음악은 기교가 필요하지 않다. 음악은 체험, 격려 그리고 자신의 숨겨진 것을 손이나 입이 음을 울려서 설명하기 위한 분위기가 필요하다. 음악은 종종 머리보다 이러한 것을 더 잘 안다. 이후에 전술한 동질성과 조화나 질서에 의해 이루어진 즉흥연주가 시행된다. 즉흥연주 시도는 무질서에서 시작하여 어떤 아이디어, 어떤 가설 또는 어떤 의식(意識)적인 틀에 관계를 갖는다. 즉 질서와 조화 그리고 균형을 갖게 된다는 것이다. 만약 이러한 것이 빠진다면, 즉흥연주는 쉽게 균형이 없어지면서 쇠퇴하게 된다. 시작과 끝, 악기 선택, 관련된 연주자 그리고 중요한 주제(문제)는 최소한의 관계를 포함한다. 외부적인 규칙처럼 이러한 범위에서 내적인 과정이 자유롭게 된다는 것은 명확하다. 여기서 자유로움은 숨겨진 경계 안에서의 자유를 말한다.

육체와 음악은 자신들의 창조적인 표현에서 언어로 표현할 수 없는 숨겨진 배후를 나타낼 수 있다. 음악치료는 언어를 음악으로 전환한다. 음악 속에서 대화하고 경험과 자각이 이루어지며 통찰되므로 음악은 내담자와 치료자 간에 원만한 가교 역할을 한다. 또한 음악은 불안감과 혼란 상태에서 안정 상태로 발전할 수 있도록 도와주고, 개인의 능력에 따라 자기 자신의 표현수단이 될 수 있으며, 긴장을 완화시켜줄 수 있고, 리듬은 자연스러운 조화를 이루어 리듬적인 호흡동작과 함께 안정감을 갖게 한다. 또 리듬은 단지 강세나 장단에 의해서만 나타나는 것이 아니라 기쁨과 슬픔, 밝음과 어두움, 즐거움과 고통도 지각할 수 있다는 점에서 주요한 요소가 될 수 있다. 왜 음악이 이러한 기능을 할 수 있을까?

음악에는 예측 가능성이 항존하기 때문이다. 이 예측 가능성은 리듬뿐 아니라 선율, 음악 형식에서까지 존재한다. 예를 들면, 리듬에서는 반복에 의한 예측, 선율에서는 화성의 기초 안에서, 그리고 음조합의 상승과 하강, 음악 형식에서는 대표적으로 Sonata와 Fuga등 에서 예측성이 존재함을 확인할 수 있다. 따라서 음악의 순기능을 사용하는 즉흥연주에서 중재의 목표가 충족될 때 GMT는 Gestalt의 순조로운 형성과 해소에 효과적인 작용이 가능하다고 할 수 있다.

## 경계확정

치료 초기에 설정하였던 치료의 목표가 어느 정도 달성되면 치료를 종결한다. 이때 주된 호소의 내용뿐 아니라 내담자의 보다 안정적인 성장을 위해서, 내담자가 스스로의 힘에 의해 주도적으로 변화되기 시작하여 자기 연령에 맞게 여러 기능들이 발달하고 이를 일상생활에서 잘 활용할 수 있게 될 때, 치료가 종료되는 것이 바람직하다. 종결을 판단하기 위해서 내담자의 의존성의 감소 여부, 혼돈의 감소, 자신에게 집중하는 정도, 자신의 행동과 감정에 대해 책임질 수 있는지의 여부, 행동에 대한 제한이 적절한지, 좀 더 융통성이 있는지, 확신을 가지고 활동을 시작하는지 등을 살펴보게 된다. 우리는 항상 충분하지 않음을 느끼고 산다. 내담자들 역시 항상 충분하지 않음을 느끼므로 과도한 요구를 당연시한다. 결핍과 불확실함은 반복적으로 비슷한 의심을 유발한다. 내가 연주했었나? 나는 어떤 충분한 무언가를 주었나? 나는 충분히 얻었나? 내 귀는 만족하나? 미종결된 상황들은 불필요한 문제들을 축적한다. 그리고 새로운 상황들의 시작을 경향적으로 방해한다. 따라서 중재 시도들의 간결함 그리고 치료 시간의 명확한 제한이 필요하다. 종결을 위하여 여러 가지의 준비가 필요하다. 치료자뿐만 아니라 내담자에게도 준비의 기회와 시간을 주는 것이 필요하다. 따라서 종결은 서서히 진행되어야 하는데, 일반적으로 3~4회기를 남기고 알려주며 논의하는 것이 좋다. 대부분은 종결의 시기가 가까워 오면, 내담자는 현실 생활에서의 적응이 촉진되고, 문제 행동이 사라지기 시작하며, 치료에 대한 필요나 매력을 잃어가게 된다. 그러나 어떤 내담자는 상담자와 친밀한 관계가 형성되어 종결을 원하지 않을 수도 있고 불안해하거나, 퇴행을 보이기도 한다. 이때는 적절하게 이를 다루어 주면서 종결에 대해 준비시킨다.


내담자는 어떤 역사를 가지고 있다. 여기서 배경에서 어떤 전경이 떠오른다. 전경은 수용되고, 탐색되고 접촉에서 획득된다. 갈등의 긴장 유지에서 매력적인 실험/시도가 발생한다. 표현(연주)의 경험은 배경에 대한 연결을 매듭짓는다. 이와 함께 형태 변형이 시작된다. 이것은 어떤 유효한 형태를 이끌 수 있다. 이러한 것이 의식적으로 만들어지고 융합될 때, 변화, 응용이 일상생활에서 가능하게 된다.

내담자는 어떤 작품과 문제를 가지고 있다. 흐르는 음악에서 어떤 의미 있는 동기(Motiv)가 떠오른다. 이 동기는 포착되고, 반복된다. 그리고 다양한 방식으로 변주되고, 실험적으로 연구된다. 이것을 통해서 마찰 소리들, 불협화음들, 복합리듬적인 셈여림, 새로운 형식들, 그리고 어떤 즉흥연주, 어떤 작품, 어떤 연주계획 또는 어떤 작곡이 발생한다. 동기는 반복적으로 연주된다. 공명체에 의해서 완전하게 통합된다. 나의 주제는 나의 역사이다. 나의 멜로디는 나의 주장이다. 나의 소리는 나의 개인적인 표현이다. 나의 리듬은 내 삶의 활동이다. 음악은 지금 연주된 상태이고, 음악은 연주되었다. 연주의 끝은 사라진다.

또는 배경으로 사라진다. 어떤 계속적인 역사는 완성된다.

어떤 완성된 경계 설정 후에 공허가 오는 것이 아니라 오히려 후속 접촉이 온다. 자극의 물결은 사라진다. 유기체는 자기 스스로를 기억해낸다. 전경과 형태형성에 대한 주의집중은 물러나게 된다. 전경과 배경 사이의 구별은 사라진다. 배경은 형태, 그리고 배워진 것을 받아들인다. 배경은 배운 것을 이미 새로운 과정의 지지, 그리고 처리를 준비해 놓고 있다. 또한 배경은 새로운 전경들을 역사와 형태의 미완성된 부분에서 끄집어낸다. 때때로 후속 접촉은 체험을 그리워하는 슬픔을 통해 채워진다. 때때로 명상(숙고)은 모습을 나타낸다. 만약 다른 관련 상대들과 함께 구별된다면, 나머지 에너지는 관계 환경에서 구분된다. 후속 접촉에서 계속적인 전형적 느낌은 유기체−환경장의 긍정적인 측면에서 생각과 자부심, 유기체의 부정적인 측면에서 무기력과 죄책감이다. 만약 후속 접촉(종종 처리 시간이라고 명명한)이 피해진다면, 차단된 에너지는 소화 과정을 방해하기 시작한다.

# 참고 문헌


김성기. (2012) : 음악 그리고 음악치료. 지식공감

김정규. (2006) : 게슈탈트 심리치료. 학지사

Abram, A. (2013) : Gestalttherapie. Junermann Verlag

Frohne–Hagemann, I. (Hrsg)(1999) : Musik und Gestalt. Klinische Musiktherapie als integrative Psychotherapie. Vandenhoeck & Ruprecht.

Fuhr, R. (1998) : Handbuch der Gestalttherapie. Hogrefe.

Goldstein, K. (1934) : Der Aufbau des Organismus. Den Haag

Hegi, F. (1997) : Die heilenden Prozesse in der musiktherapeutischen Improvisation. In : Müller, Petzold : Musiktherapie in der klinische Arbeit – Integrative Modelle und Methoden. Fischer (1998) : Übergänge zwischen Sprache und Musik. Die Wirkungskomponenten der Musiktherapie. Junfermann.

Jung, C. G. (1946) : Der Kampf mit dem Schatten.

Köhler, W. (1933) : Psychologische Probleme. Berlin

Lewin, K. (1970) : Unvollendete Gestalt. Klett–Cotta.

Mahler, M. S. (1978) : Die psychische Geburt des Menschen. Fischer.

Oakander, V. (2006) 김정규 외 옮김 : 아이들에게로 열린 창 : 아동 및 청소년을 위한 게슈탈트 예술치료. 학지사

Perls, F. (1974) : Gestalttherapie in Aktion. Klett–Cotta.
(1976) : Grundlagen der Gestalttherapie. Pfeiffer.

Wertheimer, M. (1927) : Gestaltpsychologie. Westdeutscher Verlag.

Winnicott, D. W. (1971) : Vom Spiel zur Kreativität. Klett–Cotta.

# 형태론적 음악치료

Morphologische Musiktherapie

Music Therapy

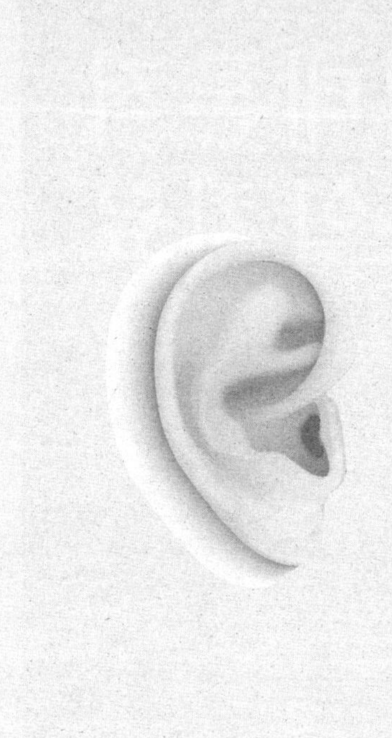

‘형태론’적 음악치료(Morphologische Musiktherapie), 즉 형태론적 심리학과 음악치료의 최초 융합은 독일의 Herdecke에서 개최된 음악치료 세미나에서 등장하였다. 여기에는 Köln에서 Wihelm Salber에게 심리학을 배운 Rosemarie Tüpker 역시 참가하였고, 이 당시 참가자들인 Frank Grootaers, Tilman Weber, Eckhard Weyman과 함께 형태론(Morphologie)을 근거로 한 음악치료 연구 집단을 1988년 형태론과 음악치료를 위한 연구소(Institut für Morphologie und Musiktherapie : IMM)라는 이름으로 설립하였다. 그리고 점차 Bad Honnef, Hamburg, Münster 등지로 지부가 확대되었다. 이들의 관점에 의하면 형태론적 음악치료는 당연히 형태론적 심리학에 많은 영향을 받았다. 하지만 그뿐만 아니라 형태심리학(Gestalt psychologie), 정신분석(Psychoanalyse), 창조적 음악치료라고도 하는 Nordoff & Robbins 음악치료, 현대음악, 즉흥연주, 미학, 그리고 관찰을 기반으로 하는 주관적 연구 방법으로 현장에서 수집된 자료의 해석을 통한 질적 연구 등의 영향도 아울러 받았다.[27]

형태론적 심리학의 연구들은 예술 설명의 시작에서 발달된다. 다른 심리학과 다른 것은 무엇보다도 예술이 심리학적인 검사들의 대상이 되지 않는다는 것이 아니라, 오히려 현실의 예술적인 교제가 어

---

27  질적연구는 연구대상자의 현상을 기술(description)하고 맥락(context)에 따라서 의미(meaning)를 해석하며, 연구과정(process)과 유연성(flexibility)에 관심을 둔다.

떤 심리학적-과학적 설명을 위한 모형이 될 수 있다고 이해된다는 것에 있다. 이러한 작업에서 음악을 다른 계속된 진행들, 변화들 형태화 형성들 그리고 굴절이 가능한 어떤 특별한 모양에서 현실의 가공으로 이해한다. 그리고 현실의 언어적, 과학적 또는 개별적 작업적 가공으로 이해한다. 심리적인 것과 예술을 다루는 것은 정신적인 활동들과 비교할 수 있다. 여기에서 사람들은 모순되는 감정들, 애매함들 그리고 불분명함들 사이에서 동요하는 것들을 받아들일 수 있다. 형태론(Morphologie)은 예술 그리고 심리적인 것의 뒤섞임, 예술적 생산물들의 다원성(이중 삼중), 심리학과 예술과의 교제에서 갈등, 교류 그리고 모순들에 관심을 갖는다. 예술을 배우는 것보다는 예술을 설명하고 해석한다. 예술과의 교제로부터 과학적 활동 그리고 과학적 세계상이 새롭게 활기를 띠는 것이 중요하다.

# 1. 형태론(Morphologie)과 형태(Gestalt)

Morphologie란 그리스어 [morphé]에서 유래된 말로서, Gestalt와 같이 독일의 문호이자 과학자인 Johann Wolfgang von Goethe에서 생겨난 말이다. Goethe는 식물학, 동물학, 지리학, 색채학, 광물학 등의 영역에서, 형태들의 형성(形成, Bildung)과 변형(變形, Umbildung)의 원리에서 '어떤 것을' 모아 통괄하여 사물을 구성한 전체를 의미하는 총체(總體)에 대하여 이해하고 탐구하려 노력하였다.

먼저 Gestalt에 대해 개관해보면, Gestalt심리학에서 총체(總體)는 병렬적으로 주어진 요소적 내용의 전체를 모은 총화이다. 또한 개개의 자극과 그 감각(또는 그 생리적 과정) 사이에는 일대일 대응이 있어, 각 요소가 시공간적으로 접근하여 주어지면 연합이 형성된다는 Wunt의—의식의 내용을 원자적인 요소들로 분석하여 그것들이 연합되는 법칙을 밝히려고 했다—연합주의(associationism)에 반대하여 의식(意識)의 활동성과 지각(知覺)의 전체성을 강조한다.

Wertheimer[28], Köhler, Koffka가 주장하는 Gestalt이론에서 Gestalt는 우리가 일반적으로 생각하는 외형(form)보다는 좀 더 확장된 의미로, 질

---

28  서로 다른 장소에서 독립하여 계기적으로 제시되는 빛의 띠가 그와 같은 것으로서는 지각되지 않는다. 반면, 한쪽에서 다른 쪽으로 '나는 듯이' 보이는 키네마성 운동지각은 바로 전체는 병렬적으로 주어진 요소적 내용의 총화이며, 개개의 자극과 그 감각(내지 그 생리적 과정)과의 사이에는 일대일 대응이 있다는 것을 부정하게 된다. 부분과 요소로 분해한 것에서는 그 살아 있는 전체 특성이 상실되어 버린다.

서에 따라 체계화된 구조(construction)로서의 총합을 의미한다. Gestalt는 체계화된 구조(structure)로서 단순한 집합체로서의 총합과 구별된다.

여기에서 질서는

근접성(proximity)[29],

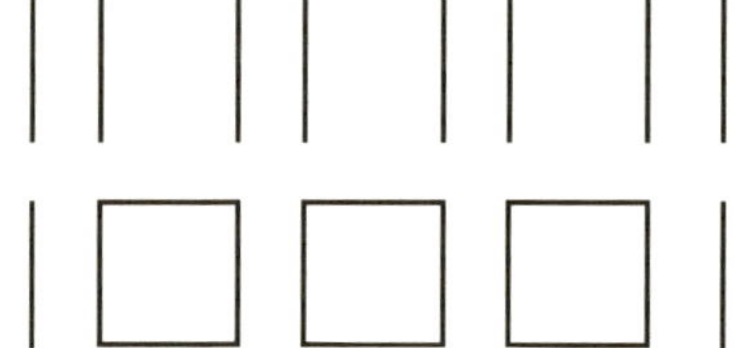

유사성(similarity)[30],

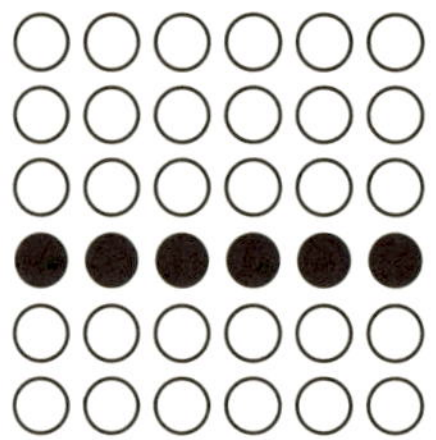
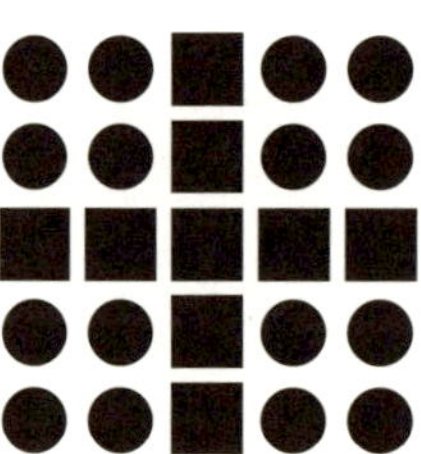

---



29  대상을 시각적으로 집단화하려는 경향을 말한다. 멀리 있는 요소보다는 가까운 것끼리 묶어서 지각한다.

30  가능하면 정사각형, 원, 삼각형, 색체, 질감 등 가장 간단하고 안정적인 형태를 선택한다.

방향의 연속성(continuation)[31],

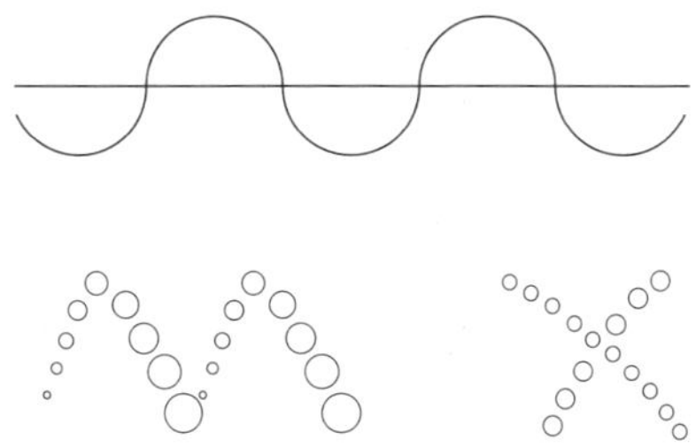

폐쇄성(closure)[32],

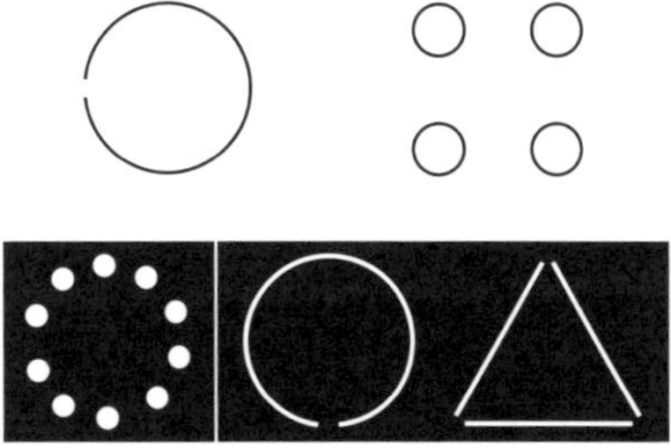

공동운명(uniform destiny)[33]의

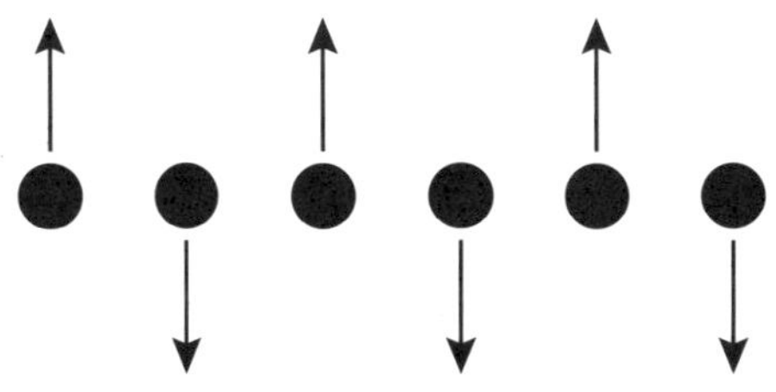

---

31　어떤 형태나 집단이 방향성을 가지고 연속되어 있을 때, 이것은 형태 전체의 고유한 특성이 될 수 있다.

32　불안정한 형태는 기존의 지식을 토대로, 완전한 형태로 지각한다.

33　대상들이 같은 방향으로 움직일 때 그것을 하나의 단위로 인식한다.

원리를 기반으로 작용됨을 의미한다. 그리고 총체(總體)는 외형, 양식(pattern) 그리고 부분 요소들이 일정한 관계에서 조직된 전체(全體)를 의미한다. 이는 원자론(atomism)에 반대하는 전체론(holism)의 입장에서 조직된 혹은 통합된 전체라는 뜻이다. 이러한 전체는 부분들의 단순한 산술적 총합이 아니라 그 이상의 것이며, 부분들은 이 전체의 관계 속에서만 의미를 갖게 된다. 지각(perception)은 바로 이러한 전체이며, 따라서 감각(sensation)으로 분석될 수 없다. 흔히 [전체는 부분의 총합 이상의 것이다.]라는 말로 Gestalt의 이론이 대표되는데, 이는 [전체 특성은 부분의 총화로 환원될 수 없다.]라는 말과 일맥상통 한다. 하루에 1명의 커피 장사가 10잔의 커피를 팔 때, 커피 장사 2명이 생기면 각각 5잔씩 커피를 팔게 될까? 그럴 수도 있다. 하지만 커피 장사 10명이 생기면, 각각 커피 한잔씩만 팔게 될까? 그럴 수도 있다. 하지만 명소가 되어 사람들이 더 많이 오면 더 팔 수도 있다.

Gestalt라는 말을 처음 사용한 Goethe에게 있어서 유기체들은 고정된 것이 아니라 변화 가능한 것이다. Goethe는 외형들을 형태(Gestalt)들로 이해하였다. 그리고 여기에서 항상 동시에 존재하는 기존의 형태와 새로운 형태들 사이의 양극의 관계에서 발생하는 형성과 변형을 변모(Metamorphose)로 생각하였다. 형태론(morphologie)은 포괄적인 전체로서 형태와 형태를 공고히 하는 외적 형태형성인 현상들의 '내적 구조화' 사이의 각각의 드러나는 상호관계들과 이들 관계에서 보편적이고 모든 것을 덮는 형태법칙을 찾는다.

무엇이 현상들 속에서 나타나는가는 추상적인 생각이 아니라 사실에 근거한 원리 즉, 감각적인 그리고 초감각적인 것들이 동시에 일어나는 원(原)현상들이다. 이 원현상을 우리는 형성(形成 : Bildung)된 것이라고 이해하고, 이 형성들과 이들의 변형(變形 : Umbildung)들은 어떤 팽창을 포함하고 이들의 움직임은 중심에서 멀어지려는 원심(遠心)적인 경향들을 갖는다고 본다.

현재 다양한 분야에서, 특히 생물 형태의 기술(記述)과 그 법칙성의 탐구를 목적으로 하는 생물학 또는 단어라는 것이 인정되는 언어에서 단어의 내적 구조분석과 단어를 구성하고 있는 구성소와 이들의 결합에 대해 연구하는 언어학에서, '형태'라는 말로 번역되어 사용되고 있는 Morphologie란 Gestalt의 뜻과 비슷한 의미로 받아들이면 큰 무리는 없다고 이해할 수 있다. 하지만 흔히 형태(形態)라고 번역되는 Gestalt와 역시 형태로 번역되는 Morphologie를 '형태론'으로 번역하여 구별하도록 하는 것이 여러모로 혼동을 줄일 수 있다고 생각된다. 게다가 사물의 외형에 대한 연구에 근거를 두고 있는 Wilhelm Salber의 Morpholoigische Psychologie에서 Salber 스스로도 정신적인 사건에 대한 현상들을 탐구대상으로 한다고 언급하기도 하고, 특히 표면적으로 드러나는 사람의 행동이 중요하다고 이해한다.

현상이란 어떤 모습을 보인 것이다. 이 모습이 나타나는 것은 항상 어떤 역사적인 일관성을 갖는 일상세계이다. 이러한 세계는 고립된 것이 아니라 우리를 둘러싸고 있는 모든 것들이 항상 의미 깊게 상호연관된 것으로 우리에게 나타난다. 우리가 익히 알고 있다시피 행동은 정신활동의 결과이다. 더 나아가 정신적인 것은 미학적 법칙들로 그리고 예술은 정신적인 사건들로 분석될 수 있다.

정신적인 활동의 다양함을 정리하여 어떤 형태(Gestalt)를 형성하는 중간단계를 탐색하고, 어떤 일정한 경험의 순서를 정신적인 것에서 그리고 심리적인 사고에서 형성된 후에 포괄적인 체계로서 분명하게 나타난 형상을 탐구하며, 영화에서 사용된 Morphing기법[34]34과 비슷하게 우리의 정신 구조를 연구하고, 우리 마음의 변형과 전환을 이해하는 것을 목표로 하는 '형태론적 심리학'은 1960년대 Köln대학의 Wilhem Salber에 의해서 정신분석, 형태심리학, 미학을 기반으로 시작되었다. 여기서는 어떻게 현실이 우리에게 영향을 미치는지, 우리가 어떻게 현실에서 행동하는지를 이해하는 것을 목표로 한다. 그리고 형태들에 관한 통합적이고 복합적인 심층 인터뷰를 기반으로 하는 심리적인 설명들과 현상들의 재구성(Rekonstruktion)을 중요하게 생각한다. 이때 형성과 변화 그리고 응용에 대한 논리를 질적 연구를 통해 발견한다. 이 발견의 결과를 토대로 정신적인 활동의 구성에서 문제가 된 것을 이해하는 것이 치료의 시작이 될 것이다.

여기서 정신적인 것은, 다른 상태들과 구별되는 고유한 법칙을 나타내는 변화와 외형을 형성하는 것으로 이해한다. 정신적인 것의 고유한 논리는 형식적인 논리보다는 예술의 과정들 그리고 법칙들과 더 비슷하다. 과학과 예술의 밀접함 속에서 인식 과정은 어떤 진행방향이 결정된다. 이러한 진행방향 안에서 예술과 과학은 서로서로 배울 수 있다. 어떤 예술이나 치료는 단지 과학적으로만 해석되지 않는다. 이러한 점을 이해하는 것은 심리적인 상호관계들을 해독하고, 보편적이고

---

34 모핑(Morphing)은 하나의 형체가 전혀 다른 이미지로 변화하는 기법이다. 즉 2개의 서로 다른 이미지나 3차원 모델 사이의 변화하는 과정을 서서히 나타내는 것을 모핑이라 한다. 특수 효과 전문회사 ILM(Industrial Light and Magic)이 개발한 기법으로, 모핑은 변형(metamorphosis)이란 단어에서 유래되었다.

체계적인 심리학을 발전시킨다.

사람들은 중립적인 인식을 통해서 사건들을 인식하지 않고, 어떤 경향성을 통해서 인식한다. 그리고 사건들의 의미를 실제적인 인간관계 속에서 경험한다. 인식(認識) 또는 인지(認知)한다는 것은 우리를 변화시키는 어떤 것이다. 그리고 우리의 어떤 방법이나 방식들은 역동적인 형태(Gestalten)들의 이해 그리고 묘사에 체계적으로 관계한다. 우리의 모든 인생은 Gestalt의 법칙들에서 볼 수 있듯이 형상을 만듦–형상을 변형시킴에서 표현되기 때문에, 우리는 형상을 만드는 과정에 대한 현상을 탐색한다. 정신적인 사건은 명료하고 체험 가능한 이합집산을 통해 도출된 형태들이 서로서로 혼합된 것으로, 그리고 서로서로 나누어진 것이다. 또한 혼합관계로서 그리고 확산관계로서 나타나는 경험에서 시작한다. 가능한 많은 요소들과의 이합집산을 통해 형성된 형태(Gestalt)들은 심리학적 사실에 근거한 체험의 출발점이자, 우리의 정신적인 활동을 설명하는 것이다.

행동주의 심리학의 창시자 J. B. Watson에 따르면 성격은 이미 배운 것들의 종합이라고 주장한다. 하지만 눈에 보이는 행동만을 연구의 대상으로 설정하기 때문에 정신분석적인 측면과는 많은 갈등들이 따르게 된다. 하지만 행동주의에서 사실상 학습은 정신적인 사건의 변화와 관계한다. 이는 우리의 외형적으로 드러나는 결정체인 행동이 정신적 사건에 많은 영향이 있음을 의미하고, 결과물인 학습이 정신적인 체계에서 정신적인 사건에 대한 제한, 확산, 대립, 긴장, 변화, 조절들과 관계함을 의미한다. 여기서 이합집산을 통한 형태들의 변형 그리고 형성은 정신적인 삶을 진행시킨다.

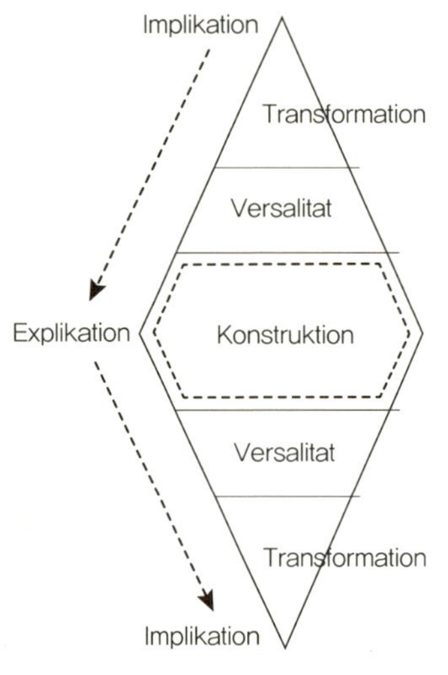



우리가 현상들에 대해서 무엇을 발견한다는 것은 단순한 요소들의 어떤 연결 사슬을 의미하는 것이 아니라, 오히려 어떤 내적상황이나 내용을 의미한다. 현상들은 다양한 감각들을 하나로 연합한다. 이는 단순히 한데 묶는다는 것을 의미하는 것이 아니라 다양한 구조적인 조건들에 부합하는 동시에 개방적인 발달들을 촉진하는 것을 의미한다. 정신적인 사건은 함축, 유추, 상징화, 보충, 결합, 중심화, 변형, 변화 등을 통해서 한꺼번에 어떤 내적인 상태나 내용이 생긴다. 그리고 곧바로 현상들로 표현되고 확장(Explikation)이 이루어진다. 그리고 현실과의 관계 또는 내적인 관계를 통해서 다시 함축(Implikation)이 이루어진다. 이는 들숨과 날숨처럼 계속해서 일어난다.

많은 정신적인 규칙들은 지금 현재 우리의 행동을 무의식적으로 결정한다. 그리고 상호관계 속에서 정신적인 사건과 행동방식의 다양한 구성을 통해 나타난 것을 우리는 형태로 이해한다. 이는 정신적인 행위는 정신적인 경향들 그리고 정신적인 관점들의 어떤 전체 질서에 의해서 체계적으로 상호 협력하여 정리된 Gestalt로 이해한다는 것이다. 따라서 형태들은 우리의 체험의 구체적이고 명백한 총체라고 이해할 수 있다. 어떤 일정한 경험의 순서를 정신적인 것과 심리적인 사고를 통해 형성시킨 후에 포괄적인 체계가 분명하게 나타난다. 또한 정신적인 사건의 구체적인 이합집산을 통한 형태들은 일반적인 조건들을 만나 현실의 생산물들로 나타난다. 이는 이합집산을 통한 단일화를 의미하는데, 정신적인 것은 모든 단계를 서로서로 겹쳐서 그리고 조화나 협정으로 구성된 독립적 행위 통일체들에 조화시키는 일반적인 원리들에 따라서 발생함을 말한다. 따라서 단일화에 관계하여 현상적으로 나타날 수 있는 똑같은 현존 사실들은 각 관계에 따라서 다를 수 있다.

형태의 개념은 어떤 총체적으로 작용하는 통일과 조화를 통한 단일체의 질서 구축 그리고 계속적인 구조화를 의미한다. 여기서 형태는 각각의 고유하고 특별한 방식으로 만들어지고, 이들의 다양함은 부분들의 합보다 큰 총체로 통합된다.

『예를 들어 멜로디는 마음먹은 것/상상한 것의 중요한 성격을 나타낸다. 개별적인 음들 또는 개별적인 음정들은 자신들의 생각 그리고 의미를 자신들의 상호작용에서 멜로디의 총체적 형태에 관계해서 서로서로 획득한다. 멜로디는 변할 수 있다. 즉, 멜로디는 각각의 개별적인 음이 어떤 다른 것이 됨에도 불구하고 자신의 형태를 유지한다. 멜로디는 형태화 완성의 경향이 있다는 것을 경험할 수 있게 만든다. 그리고 동시에 멜로디가 큰 음악적 상호관계에 연결된 상태라면 자신을 넘어 나가라고 명령한다. 멜로디는 변주될 수 있다. 즉 개별적인 음들 또는 멜로디의 부분들이 기본 형태를 잃어버리지 않고 어느 정도의 수준까지 변화된다.』

『작곡은 한편에서는 폐쇄적인 총체에서 어떤 단일적인 의미와 처음부터 끝까지 계속적으로 조직되는 구성(construction)과 함께, 각 음이 자신의 의미와 총체를 위해서 정확히 고정되는 자신의 자리, 그리고 특별한 기능을 갖는 어떤 종합 계획과 함께 어떤 명백한 윤곽 기술하기, 기억하기 쉬운 것으로 보인다. 작곡은 중단 없는 변화이다. 작곡은 음에서 음으로 발달하는 동안 발생한다. 음악에서 감정적 그리고 이성적으로 각각의 형식적인 변화는 동시에 어떤 내용적인 변화라는 것이 명백하다. 형식적인 변화는 내부 그리고 외부의 구별이나 존재 그리고 외적 현상의 구별을 허락하지 않는다. 왜냐하면 이러한 변화는 작곡되는 것, 들리는 것 그리고 체험되는 것이 아니기 때문이다.』

정신적인 것은 처음부터 형태를 갖는 인지하기 그리고 느끼기 그리고 총체적인 구조들을 나타낸다. 형태론에서 형태(gestalt)의 개념은 시작부터 모순으로 생각된 상태이다. 왜냐하면 한 형태는 전혀 움직이지 않는 폐쇄적인 것이 아니기 때문이다. 따라서 형태와 변화는 항상 함께 생각된다. 이들은 하나이다. 이들은 형태와 변화라는 양극들로 이해할 수 있는 모순들을 의미한다. 정신적인 것은 결정적이고 일목요연한 그리고 경계를 정할 수 있는 통일과 조화를 통한 단일체들에서 형성되는 동시에 끊임없이 변화하는 과정이다. 정신분석과 달리 형태론적 심리학은 정신적인 것을 욕망에서 나온 것으로 보지 않는다. 오히려 정신적인 것은 형태형성에서 출발하고 변화들은 정신적인 것에서 출발한다.

## 2. 전형적인 정신적 4단계 변화 과정 모델

정신적인 또는 심리적인 사건들의 이합집산을 통해 만들어진 집합적인 조직인 형태들에서는 영속적으로 이해되는 행동 그리고 체험의 조화나 협정으로 구성되는 '독립체'가 중요하다. 이 독립체들은 개별적인 형태 경향들을 통해 형성된다. 그리고 형성과 변형을 통해서 계속해서 발전한다. 결과적으로 현실은 정지 상태가 아니라 흐르는 상태라는 것이다. 따라서 인간은 항상 새로운 것을 맞이한다. 즉, 반복적으로 등장하지만 정신적인 사건은 고립된 것이 아니고, 복합적이며 변형 과정들이라는 것이다. 이는 정신적인 사건들은 이것은 '나쁘다' 아니면 '좋다' 이렇게 이분법적으로 나눌 수 있는 것이 아니고, 또한 서로서로 함께 논리적인 규칙에 따라서 관계하는 것도 아니고, 오히려 전체화와 이합집산을 통한 형태화 그리고 외형적 형성의 법칙들에 따라서 관계한다는 것을 의미한다.

정신적인 것은 계속 살 수 있기 위해서 항상 외적 형태(Form)가 필요하고 더 나아가 일정한 외적 형태들이 무엇보다 선호된다. 다시 말해서, 전체와 부분 사이의 조절, 공통성들과 발달들 사이의 조절, 변화와 순환과정 사이의 조절에 따라 활동한다. 따라서 우리가 정신적인 요소들의 협동작용을 관찰한다면, 우리는 정신적인 것을 이해할 수 있다. 예를 들어 만약 우리가 어떤 사고방식을 눈여겨본다면, 우리는 여기서 처음 고정되는 것이 곧 다른 것으로 변화한다는 것을 깨닫는다. 따라서 사고는 구조 변형을 의미한다. 우리가 여기서 무엇을 관찰할 수 있는가는 중심이동, 균형이동, 시각변화의 사건이다. 이것은 단지 사고에서만 해당되는 것이 아니다. 여기서 포괄적인 조화나 협정으로 구성된 독립된 통일체들은 어떤 이합집산을 통한 형태에서 다른 이합집산을 통한 형태들로 그리고 다시 되돌아감에 있어 어떤 교환과 나선(螺旋) 움직임이다. 여기서 우리는 양극화(Polarität) 그리고 양극화의 조절적인 협력 작용이 일어남을 알 수 있다. 예를 들면, 어떤 대화 또는 어떤 수업은 협력 작용의 과정들이다. 교재들은 대부분 이미 분류되고, 번호가 매겨지고 게다가 밑줄 그어 강조하는 것을 갖고 수행되는 어떤 주제이다. 이것은 간단히 읽힌다. 그러나 사람들은 읽기에서 대부분 빠르게 또는 대부분 느리게 진행하는 표현의 일관된 기본 경향인 기조(基調)를 읽는 것이 포기된다. 수업을 듣는 학생들과의 접촉은 계속 분산된다. 여기서 더 이상 교안에 관계하지 않고 오히려 수업 참가자들의 반응을 관찰하는 등에 관계하는 어떤 과정이 발생한다.

구체적인 형태의 고유한 특징은 어떤 고유한 가치 또한 묘사한다. 형태론적 심리학은 사실 체험에 근거하고 체험적인 이합집산을 통한 형태들에 관계한다. 그렇기 때문에 정신적인 활동을 파악함에 있어 표현적으로 분명히 고려되고 인정되므로, 묘사나 기술(記述)이 큰 의미로 측정된다.

정리하면,

1. 정신적인 현존 상황들은 이합집산을 통한 형태들이다.
2. 정신적인 현존 상황들은 외형적 형태형성들로 이해한다.
3. 정신적인 현존 상황들은 형성과 변형에서 발생한다.

4. 우리가 정신적인 요소들의 협동작용을 관찰한다면, 우리는 비로
   소 정신적인 것을 이해할 수 있다.

형태론은 어떻게 변화가 조형되는지를 연구한다. 여기서 전형적인 변화 과정을 4단계로 나타내는 모델이 발달한다. 이 4단계 모델은 순차적으로 나오지 않고 동시적으로 작용한다. 즉 이 모두는 동시에 존재하고 동시에 작용한다. 일정한 상황 하에서 다양한 성질들이 감지되는 것이 가능하다. 또한 4단계들의 각각으로 종합적 사건이 프리즘에서처럼 흩어진다.

주요긴장은 형태와 변화 사이에 존재한다. 각각의 형태는 변화를 요구한다. 왜냐하면 정지 상태는 혼란을 만들기 때문이다. 그리고 파괴의 위험을 제공하기 때문이다. 형태는 살아남기 위해서 변화되어야 한다. 정신적인 행위들과 작용의 조화들은 형태들이 필수적으로 다른 것을 필요로 하고 연속해서 발달되는 것, 형태가 움직이게 되고 변화되는 동안 유지되는 것을 통해 조절된다. 조형 경향들은 자신들의 임시적인 안정을 발생되는 형태들에서 찾는다. 이것은 다시 변화와 변형으로 간다. 흘러가는 각각의 변화는 결국 다시 확정되는 새로운 형태를 요구한다. 그리고 임시 종착점을 찾는다. 항상 미완성의 성격을 갖는다. 여기서 모델의 4단계는 동시에 이루어지는 형태와 변화 사이에서 중재한다.


## Gestalt-유래-단일화

모델의 1단계로서, 거칠지만 결정적인 구조화 항목을 제공한다. 정

신적인 현재 상황들은 형태들이다. 형태들은 거의 다양한 크기 그리고 복합성을 나타낸다. 그리고 정신적인 것은 다양하게 특징지을 수 있는 성질들을 나타낸다. 이 성질들은 계통, 유형, 등급, 장르 등으로 형성될 수 있다. 우리는 일반적으로 정신적인 현상들은 정신적인 조화를 통한 작용체를 형성한다고 말할 수 있다. 정신적인 현상들의 탐구에서 다음과 같은 질문들이 나타난다. 지금 무엇이 작용하는가? 우리는 무엇을 이해하는가? 여기서 무엇이 우리에게 상호관계들을 이해하게 만드는 조화를 통한 작용체인가? 전경-배경 원리에 따라 드러난 형태는 배경 속의 다른 형태를 움직인다. 그리고 거대한 구조화 기능 그리고 질서화 기능을 실행한다. 정신적인 조화나 일치를 통한 작용체들은 자신의 고유한 논리를 따르는데, 여기서 형태(Gestalt)는 기본통일체, 기본 경향을 형성한다.

## 외적형태형성-지지-세부항목 구성

모델의 2단계이다. 형태 논리 1단계의 계속적인 발전으로 1단계의 기록들과 과거들 그리고 형태들을 문제시한다. 정신적인 현재 상황들은 항상 계층적 구성의 구성목차를 갖는 복합적인 형성물이다. 즉, 정신적인 현재 상황들은 어떤 일정한 방식으로 질서화되어 구성된다. 그리고 구성물들의 관계와 이들의 긴장은 어떤 총제를 형성한다. 상식적인 경험은 이미 우리에게 정신적인 조화를 통한 작용체들을 어떤 체계적 분류(구성)하는지 세분화된 상태들을 나타낸다. "어떻게 구성되었나?” 하는 질문이 대두되게 된다는 것이다. 구성물들의 특성에 대한 세부적인 분석에서 전체로서의 탐색된 단일체이 연결이 재차 만들어진다. 탐색방법에서의 변화는 모든 생물체는 혼자가 아니라 항상 기능하고 작용이 고려되어야 하는 형태구조를 갖는다는 이해에 도달한다. 상-하-좌-우-고-저(上-下-左-右-高-低)안에서 다른 것과의 교류는 어떤 것을 형성하고, 다양한 형태들의 상호작용에서 외형적 형태의 형성이 일어난다는 것이다.『어떤 것은 발생하고, 어떤 것은 어떤 것에서 형성된다.』즉, 역사를 가진다는 말이다. 여기서 정신적인 것은 어떤 방향을 가진다. 또한 사람들이 어떤 형태를 만들었든 최초 모습은 변형 또는 발달에 의해 자신의 독특성을 잃어버린다. 이것은 더 많은 측면을 나타낸다. 즉, 어떤 확산이 일어난다는 말이다. 그리고 외형 단계의 분리가 나타난다. 분리를 통해 다른 반대쪽 측면은 종종 불편함, 안 맞음을 나타내고, 이들을 설명하고 양극단을 통한 긴장들이 발생한다. 하지만 형태들은 안정성과 완전성을 얻기 위해 노력하기 때문에 분리 후에 통합으로 간다. 이 단계는 형태의 상호관계를 재구성한다. 따라서 Goethe는 과학적 작업을 자연의 발전계획을 재구성하는 것이라고 주장한다. 이 재구성 안에서 정신적인 사건의 결속과 기능들을 위해 자동적이고 기계적인 무의식적 조직을 만들어낸다. 다시 말해서, 형태적인 확산은 변형을 넘어선다. 우리는 보편화 문제가 드러날 수 있는 어떤 지점에 도달한다. 여기서 정신의 구조적인 경향성들의 전체에 관한 어떤 최초의 판단도 동시에 시작된다. 즉, 정신적인 사건의 이합집산을 통한 다양한 종류의 형태들은 포괄적인 전체성에서 조직된다. 여기에서 이합집산을 통한 형태들, 구조 과정들의 경계들,

변화가능성들을 인식할 수 있게 된다. 이것은 변형들에서 표현되는 두 통합체 그리고 모순들의 다양한 종류가 있다는 사실에서 발생한다. 정신적 사건의 이합집산을 통한 다양한 형태 경향들은 구조 과정에서 특성이 나타날 것이다. 그리고 역시 구조 형성을 통해서 변화되고 변형되게 된다. 모양 형성의 특징은 분명히 보편화문제의 어떤 이합집산을 통한 형태화를 허가하는 원리들과 관계한다. 여기서 원리들은 보충, 발달, 확산, 구조화를 말한다.

## 형성과 변형—상대화—방향성

정신적인 것은 항상 과정적이다. 그리고 형성 그리고 변형이 발생한다. 모든 정신적인 형태형성들은 이미 '된 것' 그리고 '되는 것'이 각각의 심리적인 검사에서 드러난다. 정신적인 것은 똑같은 상황에 있지 않고 오히려 차례차례 잇달아 펼쳐지고, 어떤 방향을 갖는다는 것은 상식적인 경험에서 나온다. 여기에서 중요한 것이 질문된다. "무엇이 차례차례 잇달은 것으로 인식되고 묘사될 수 있는가?", "어떻게 다른 것에서 이것이 발달되는가?", "어디로 계속해서 가는가?", "각각의 형태는 무엇에/누구에 의해 함께 움직이게 되는가?"라는 질문이 대두되게 된다.

## 상호작용—반대 극(極)—상호종속

정신적인 것은 단지 우리가 정신적인 것을 정신적인 요소들의 상호관계로서 정확히 정할 수 있을 때 이해할 수 있다. 상식적인 경험에서 우리는 보편적인 기준들을 기대하고 개별적인 현상들에서 어떤 관계를 알아내는 것을 시도한다. "어떻게 이러한 상황은 이전의 것과 상호 관계하는가?", "무엇이 이러한 현상에서 작용하는가?"라는 질문이 대두된다. 우리는 논리구조화의 개념에서 개별적인 현상들은 예외 없이 일반적인 계획에 관계한다. 이러한 수준에서 정신적인 것은 상대적인 반대 작용체(예를 들어 욕심–절제)들의 상호작용으로 이해한다.

이합집산을 통한 형태들은 변화 과정에서 존재하고 새로운 형태들을 구성하게 된다. 무엇이 전체로 형성하게 되는가 하는 것은 다른 이합집산을 통한 형태들의 부분에 관계한다. 상대적이란 말이다. 이합집산을 통한 형태형성들의 각각의 부분은 포괄적인 전체의 형성에서 양극화된다.

형태론은 여기서 전체화 또는 보편화(Versalität)라는 개념을 사용한다. 그리고 이와 함께 현상의 기초적인 모순에 관심을 갖는다. 보편화 문제는 변형의 문제들을 분리한다. 정신적인 사건은 우리 안과 우리 밖으로 움직이게 된다. 정신적인 사건에서 구성된 특성들은 서로 상대방 속으로 계속해서 발전한다. 정신적인 사건은 행동적 질서이며 상대적이 된다. 분명하게 드러나게 된다. 또한 정신적인 사건은 현재의 상황이다. 그리고 정신적인 사건은 무엇이고, 무엇을 위한 상징이다. 여기서 정신적인 보편화의 사고는 우리에게 고유한 구조 문제들을 설명한다. 이러한 모양 형성 그리고 표현 형성에서 정신적인 생활 태도가 상승하게 되고 더 높아진다. 보편화 문제는 정신적인 사건에서 이합집산을 통한 형태 그리고 변형, 전체와 부분을 항상 함께 보게 되는 것을 주의하게 한다.

# 3. 모순

　현상의 수준에서 우리는 우리가 설명의 수준에서 생산되고 이해과정에서 고려되어야 하는 어떤 형태불합리, 즉 모순을 접하게 된다. 현상의 다양성은 일반적이고 예외 없는 원리들에서 도출된다. Goethe는 이것을 원시현상(Urphänomen)이라고 말한다. 이 원시현상은 필연적인 상호관계로서 현상의 다양성에 기초한다. 그럼에도 불구하고 이러한 기초는 외형들의 다양성을 드러내지 못하고 다양성의 명백한 사실을 설명하지도 못한다. 즉 모순이 드러난다는 것이다. 모순은 어떤 구조에 대한 형성과 원심적인 경향성 사이의 긴장으로 외형들의 다양한 펼쳐짐 속에서 기술된다. 정신적인 것은 외적인 물리적 세계가 인간 내면적으로 진행된 것이 아니라 오히려 현존 상황, 일어난 사건, 표현 형태들로 형태화된다. 정신적인 것은 매체가 될 수 있기 때문에 영혼은 항상 다른 것으로 중개된다. 정신적인 것은 항상 인간적인 관계들에서 발달한다는 정신분석적인 표현은 이러한 사실에 저항하는 것이 아니라 오히려 인간 상호 간의 소통을 넘어 확산시킨다.

　구조화 과정은 성질, 가동성(可動性) 그리고 필요 같은 일반적인 성격들을 나타낸다. 이합집산을 통한 정신적인 형태화는 정신적인 형태의 존재 양식, 기본 규칙에 관한 진술, 정신적인 형태의 전제 조건, 구속력에 관한 진술을 통하여 특징지어진다. 그리고 이합집산을 통한 형태화의 보충 필요성은 요소와, 구조 형성이 동시에 특징지어지는 독자성들이다. 이는 변화의 다양한 모양 형성을 위한 구체화들에 관계한다. 변동의 가능성, 요소들의 발전, 능동과 수동의 방향 전환에 따른 필요성으로 분명하게 된다.

정신적인 사건의 모순들은 일반적으로 눈에 띄는 것이 아니다. 이합집산을 통한 형태화 그리고 변형형태화에서 모순들은 간단명료한 구체화 형성을 위하여 뒤로 물러선다. 즉, 영향력이 감퇴하고, 따라서 왜곡이 나타난다. 가동성은 양극화에서 중요하다. 요소들의 가동성은 근거와 표현, 극단화와 범주화, 형태와 변환, 구조화와 오류 등 서로서로 대항하는 것에서 나타난다. 오류는 단회의 행위가 아니라 오히려 어떤 과정이다. 그리고 오류는 순환에서 효과가 난다.

순환의 배제는 Freud의 억압을 의미할 수도 있다. 더 정확히 말하면 순환을 배제하는 작업이다. 그리고 여기서 반대로 진행하는 순환은 저지된다. 회상과 조사의 치료적 작용은 다음에서 근거한다. 사람들이 오류의 고통을 체험하고, 오류에서 실수를 얻는 동안에 결정적인 순환과 모순을 배제하는 것을 배우는 것에서 근거하는 것이다. 이것은 오류의 과정들에 연결된 특성들이다. 오류의 과정은 역시 구조화 과정들에 상응한다. 사람들은 순환, 구조 변환, 발전에서 진실로 가는 것처럼 우리 존재의 상징들로 간다. 진실의 모순은 각각 자신의 진실을 발달시키고, 각자가 이러한 방법으로 존재하고, 진리에서 일정 몫을 획득한다는 것이다. 그러므로 시각경험과 반대 형성의 특징은 어떤 체계 안에서 항상 작용화의 역사적 발전과 동시에 진실에 도달하는 유일한 기회이다. 진실 탐색의 이러한 특징은 우리 현실의 활동, 사건과의 접촉에서 일어나는 예술체험을 생산과정으로 느낄 수 있게 만드는 감각의 현재적인 시도라고 볼 수 있다.

작용통일체들의 구성은 어떤 범위 내에서 치료 활동 그리고 진단과 연결된다. 이것은 동시에 반동 형성의 일반적인 전제 조건들을 심리학적인 체계들의 발달을 통하여 주의(主意)시킨다. 이것은 결과적으로 이상적인 진단은 불가능하다. 왜냐하면 계속적인 발달과 변형을 중심으로 하기 때문에 고정된 결정을 내리는 것이 무의미하기 때문이다. 정신적인 사건의 응집화 그리고 전개들은 나선형 경향을 갖는 방식이 적용된다. 이 방식은 습득(Aneignung), 충격(Einwirkung) 또는 확산(Ausbreitung)의 묘사 가능한 특성들에서 출발한다. 이 방식은 구조화과정 그리고 이들의 특징화들과의 관계에서 장애들에 대한 관찰들을 제공한다. 그리고 이후에 이합집산을 통한 포괄적인 총체형태들에서 내보이는 정신적인 상호관계들의 원리를 탐색 가능하게 한다.

# 4. 6가지 작용체들

정신적인 사건의 원인 그리고 조건으로서, 형태형성과 변신은 6가지 요소들로 구성되고 정해진다. 정신적 형태형성의 기본 형태인 요소들은 각각 개별적인 형태화 논리에 따라 고립되어 있는 것이 아니라, 항상 함께 작용하면서 양극화로 짝을 이루어 서로서로 보충적으로 구성되어 나타난다. 형태 요소들 각각의 특별한 상호작용은 어떤 현상들로 나타나면 나타날수록, 더 정확하게 정의된다.

## 수집(Aneignung)

과거에 무엇을 가지고 있었는지, 현재 무엇을 가지고 있고, 이들이 현재 어떤 특성을 나타내고 있는지, 그리고 더 나아가 앞으로 어떤 것을 특징으로 가지는지는 형태 논리를 따른다. 즉, 자신의 것, 자신이 가진 것 그리고 자신의 것이 될 것에 초점을 맞춘다. 정신적인 사건인 수집은 압축, 집요함, 지속의 특징을 나타낸다. 습득에 관한 장애들을 우리는 특히 정신분석적인 대상관계이론에서 잘 나타나는데 여기에 장애가 생기면, 낯선 것과 자신의 것을 구별하는 데 취약하고, 어떤 것을 자기 것으로 만드는 것이 불가능하고, 자아의식의 손상, 자신의 의지와 관계없이 정해진 원칙이나 규율에 따라 움직이는 타율성이 일어난다. 수집의 형태 논리는 투사, 투영 그리고 동일시의 과정에서 설명된다. 그리고 수집의 형태 요소는 정신적인 것은 내적 그리고 물질적인 것은 외적으로 위치한다는 것을 요약하는 것이다. 습득은 어떻게 물적인 것 그리고 다른 사람들이 정신적 것 내에서 표현된 상태이고 정신적인 것이 어떻게 재료들로 발견되는지를 나타낸다. "무엇이 인간의 특징인가?", "인간은 무엇을 습득하였는가?", "어떠한 특색이 자신의 존재를 특징짓는가?" 하는 질문이 대두된다. 여기서 어떤 것이 특징적인 것을 갖는지 그리고 어떤 것이 특징적인 것인지 지각의 성립에 대한 판단은 정리된다. 여기서는 외부의 낯선 것과 그리고 내적 또는 자신의 것에 대한 결핍된 감별이 문제점으로 나타난다.

　자신을 인식하는 데 문제가 있기 때문에 사회-감정적 상호관계에 대한 결핍, 다양한 발달 단계에 걸맞은 역할놀이 또는 사회적 모방놀이의 부재, 하나 또는 그 이상의 고정 관념적이고 제한적 흥미와 함께하는 포괄적인 돌봄 또는 대상들의 부분들에 대한 계속적인 관여, 또는 종교적 관습, 또는 어느 정도 기능하지 않는 습관들에 대한 눈에 띄게 경직된 고집을 나타내는 자폐적 장애와 관계가 있다. 변환에 대항하는 성향, 즉 습득은 변환과 서로서로 필요로 하는 극단적인 반대적 보충 성향을 갖는다. 수집에 관계하여 장애를 갖는 내담자들은 다른 사람과 아무것도 관계하지 않는다. 그리고 아무것도 표현하지 않는다. 악기들과 힘든 관계를 갖는다. 음악치료에서는 습득은 어떤 음악적 동기를 받는 것을 의미하고 음악치료적인 상황에서 환자가 악기에 접근할 때, 즉 내담자가 어떻게 음악적인 재료를 자신의 것으로 만드는지, 어떻게 내담자가 음악적인 재료를 사용하는지 그리고 어떻게 자신의 정신적인 활동들을 즉흥연주에서 실현하기를 실행하는지 등을 통해서 우리는 이합집산을 통한 형태복합체인 습득을 탐지할 수 있다.


## 변환(Umbildung)

수집에 대한 역설적 보충물로 이해된다. 수집과 동시에 변환이 일어나기 때문에 양극화된 상태로 이해된다. 형태 논리는 해결 그리고 구조 변형의 경향을 따른다. 정신적인 것은 절대 고정되어 머무르지 않는다. 일어난 사건은 계속 동일한 것으로 존재하는 것이 아니라, 계속적으로 다른 어떤 변화되는 그리고 변화된 것으로 존재한다. "사람이 어떻게 어떤 것을 다루는가?", "사람들은 어떻게 대상물들에 대처하는가?", "어떻게 이것들이 활동적으로 어떤 것으로 변형되는가?" 하는 질문들이 대두된다. 사람들은 계속적인 발달을 근거로 하는 변형 없이는 아무것도 수집할 수 없다. 왜냐하면 형태들은 변하고 사건은 다른 사람에게 계속 존재하고 정신적인 것은 전혀 가만히 있지 않기 때문이다. 개인과 환경 사이에 강력한 교류를 나타낸다. 변환에 따른 장애는 무질서, 어떤 상호관계적인 형태가 생김 없이 한쪽으로 편중된 계속되는 변화를 말한다. 이 경우는 중지가 불가능하고, 방향 상실을 체험한다. 그리고 외면하는 것을 시작한다. 중재자는 어떻게 능동적으로 변환 형성할 것인지를 판단하고 중재 행위는 알맞은 그리고 생활에 효과적인 해결들에 관계하여 변화 가능성의 문제에 목표를 맞춘다.

## 충격(Einwirkung)

충격은 유발과 실행에 관계하는데, 행함, 확립, 결정하기, 극단적인 이해를 근거로 명령하기 그리고 지배하기를 나타낸다. 이 충격의 형태 논리에서는 생성하기 그리고 작용되기, 지배하기 그리고 지배되어지기, 행하기 그리고 확립되어지기 등 능동과 수동으로 이해되어지는 유발과 실행이 중요하다. 복종됨과 복종시킴, 지금-여기에 관계된 결정과 선택, 행동과 제한, 간섭과 표기들은 충동의 전개 양상이고 의미 규정에 관계한다. 우리는 우리의 역사를 스스로 만들 뿐 아니라, 우리의 역사를 지배한다. 그리고 우리는 우리에게 작용했던 외부의 영향들과 함께 계속 살아간다. 충격의 전개가 극단적으로 한쪽으로 편중될 경우에는 중재가 필요하게 되는데, 중재에서 우리는 강력한 또는 과도한 충격들의 결과를 약하고 미성숙 된 정신적 상태에서 만나게 된다. 이 약하고 미성숙한 정신적 상태는 정신적인 발달과 세분화 된 또는 숙달된 활동 그리고 충격의 착오형태(틀)를 포함한다. 충격들의 극단화는 자신과 다른 사람에 관계없이 일방적인 힘의 행사에서 나타난다. 충격의 성격을 알기위해서는 다음과 같은 질문이 중요하다. "어떻게 나는 다른 사람에게 영향을 미치는가?", "다른 사람들은 나를 어떻게 보는가?", "다른 사람에게서 나의 행동과 행위는 어떤 의미나 영향을 갖는가?"

수동적인 충격은 극단적으로 굴복된 상태, 포기, 활성 되어 짐으로 나타난다. 이 충격에 따른 장애는 집중력장애 또는 과도한 활동장애와 관계가 있다. 실생활에서 한곳에 머무르지 못하고 자주 여행을 한다.

자주, 과도하게 말을 많이 한다. 기다리질 못한다(질문이 끝나기 전에 갑자기 자주 대답을 한다). 자주 다른 사람을 방해한다. 음악치료적인 상황에서 극적인 사건을 갖는 음악들을 듣게 된다.


## 구조(Anordnung)

충격과 동시에 일어나는 역설적 형태 논리가 구조이다. 형태 논리는 정신적인 형태화들이 존재할 수 있게 되는 이상적인 순서원리 그리고 모델링 원칙을 나타낸다. 이러한 원리들은 스스로 정한 질서와 구조의 의미에서, 새로운 결정을 통해 조직되거나 구조된 능동적이거나 수동적 형태들로 나타난다. 이 형태 논리는 총체–목록 관계에서, 구조화된 조직들에서, 구속력 있는 조절에서 그리고 취급 원리들에서 인식될 수 있다. 또한 단일함, 다양함에 관계 맺는 포괄적인 형태들을 만든다. 그리고 구조화의 원리가 재발견된다. 정신적인 사건들이 이합집산을 통해 분류되고 조직된다는 것이다. 만약 우리가 중재에서 불규칙적이고 혼란스러운 것이 나타나는, 어떤 '외형적 형성됨'을 만난다고 가정하자. 그렇다면 무슨 전략에 따라 어떤 원리들이 총체를 구성하는가, 일반적으로 무엇이 추구되는가에 주의해야 한다. 구조화에 따른 극대화들은 모든 이상적인 법칙들, 모든 일정한 내적인 질서를 지배하에 두는 생활 방식에서 나타난다. 우리는 인생에서 계획이 있는 일상의 구조화가 필요함을 느낀다. 정신적인 것은 전체적으로 구조가 없는 것이 아니다. 정신은 구조화된 복합체이다. 따라서 감정은 기존의 규제와 배치를 따르고 새로운 규제와 배치를 따른다. 변화된 구조는 외부의 통제를 통해서 주어지게 되는 것이 아닐 수 있다. 그리고 우리는 우리에게 알려지지 않은 고통을 일반적으로 더 나은 질서로 응답할 수 있는 것이 아니다. 구조화를 통한 형태들의 창조에서 정신적인 사건은 존재할 가능성이 크다. 구조화의 장애는 변화가 부족하고 더 나아가 형태화 또한 부족하게 된다. 구조화는 상호관계 속에서 규칙 찾기 또는 창조하기, 법칙 창조하기, 표준 창조하기를 시도하고 목표로 한다. 극단적인 형태에서 구조는 유연성이 떨어진다. 이로 인해 강박증상을 보이고 망상을 보인다. 망상들에서나 정신분열에서는 더 이상 외부의 질서와 병행되지 않는다. 이것은 나름 논리적인 개별적이고 내적인 질서 그리고 적법성을 창조하게 된다.


## 확장(Ausbreitung)

움직인다는 것은 이미 표현된다는 것이다. 이를 위해서 특별한 재능이 필요하지 않다. 그리고 특별한 능력이 필요하지 않다. 경험의 범위를 벗어나 경향적으로 인생의 풍부함을 노력하는 것으로, 공상들 그리고 환상으로, 이상향들, 이상(理想)형성들, 동경 그리고 행복을 갈망함으로 나타난다. 확장은 정신에게 제공된 모든 것을 표현하는 것을 찾는다. 그리고 주어진 모든 것을 실현하는 것을 시도하는 것과 관계한다. 극단적인 삶의 실현 형식, 전지전능한 느낌, 자기애적인 극단적인 상승 등이 나타날 수 있다. 또한 확장의 장애는 상상력의 부재를 의미한다. 그리고 자기애적인 극단화, 더 나아가 극단화의 결과로서 중독 증상에 관계한다.

확장의 형태 논리는 경험의 범위를 넘어서는 욕망이 중요하다. 삶의 풍부함에 대한 소망, 경험들 그리고 경계들을 벗어나고 싶어함을 나타낸다. 즉, 확장이 가지고 있는 경향은 낙원, 자유로움, 소망 등을 나타낸다. 확장의 극대화들을 우리는 극단적인 행동으로 옮기는 모양들에서, 일반적인 감정들 그리고 과도한 자기애적 감정에서 탐지할 수 있다. 전지전능성, 극단적인 삶의 즐김, 불만족, 공생의 소망들 그리고 뒤덮음을 나타낸다. 한마디로 정신적인 것의 확장 경향성은 더 잘살려는 노력에서, 몽상 그리고 미래상에서, 이상향, 이상에서 행복에 대한 소망에서 나타난다. 확장의 극단적인 것은 중독증들이다. 현실화될 수 없는 소망들은 확장의 극단적인 범위를 통해서 다양한 물질들의 정도를 벗어나는 소비의 형태로 보상된다. 정신적인 것이 항상 표현을 요구한다. 그리고 실현 가능성을 모색한다.

음악에서 사람들은 이 확장을 전체적인 환경을 통해 변화되는 심신의 상태에서 재발견한다. 자유로운 즉흥연주에서 무엇이 삶에서 표현에 대한 다양한 저항을 통해서 억눌리던 것이 노출된다. 이러한 통제할 수 없는 요소는 많은 음악치료를 위협적으로 나타낸다. 집단에서 어느 정도까지 개개인의 표현 욕구가 다른 사람들의 욕구에 연결을 제공하게 되는가 하는 질문이 나타난다. 가능하게 나타나는 전능한 환상이 구성원들에게 영향을 미치게 된다.

## 자질(Ausrüstung)

확장의 양극적인 대항적 보충인 자질의 형태 논리는 안정과 모형들의 완결을 위한 정신적인 사건들에 관여한다. 문제해결 능력이라고도 이해할 수 있다. 그리고 우리의 정신활동들의 모순 없음과 필수성을 강조한다. 형태 논리는 이합집산을 통한 효과적인 작업, 정확한 목적에 상응하는 노력 그리고 기량, 능력, 숙달, 노련 등에서 나타난다. 이는 사람들이 과제와 문제의 극복을 위해서 어느 정도까지 자신의 능력이 준비되었는가 하는 질문으로 대변될 수 있다. 사람들이 자신이 목적한 바에 대한 성취에서 필수적인 자질은 자신에게 일어난 정신적인 사건에 안정을 이루기 위해서 효과적으로 작용한다. 이러한 목적에 효과적으로 부합하기 위해 사람들은 일상에서 일어나는 사건들을 다루는 능력을 숙련시킨다. 더 나은 자질을 향한 욕구는 정해진 과제들을 위해 적당하게 준비되지 않은 불안에서 느껴질 수도 있다. 자질은 정신적인 형태형성들의 제약 그리고 충격을 야기하는 것이다. 자질의 형태화논리는 '할 능력이 있음' 또는 '할 능력이 없음'으로 나타난다. 어느 정도 확장이 가능한가는 자질에 의해 결정된다.

형태형성에서 형태화 요소들은 상호작용한다. 우리는 무엇을 취득할 수 있을까. 무엇을 노력하여 얻을 수 있을까. 그리고 무엇이 우리에게 재능으로서 주어졌는가. 우리는 어떤 제한들에 지배를 받는가 하는 질문에 대한 논의에서 이러한 형태 논리의 능동적-수동적 성격이 인지될 수 있다. 다른 사람들이 어렵고 힘들어하는 것 또는 성공하지 못하게 하는 난관들을 극복하는 것은 자질의 형태 논리 영향을 나타낸다.

# 5. 6요소들의 상호작용

6개의 작용체들은 정신적인 사건의 제한 그리고 활성화 기회로서 나타난다. 이 6개의 이합집산을 통해 형태화된 기본 형태들은 거듭 언급하지만 고립된 능력 또는 충동이 아니다. 이들은 모든 정신적 사건의 기본 형태를 구조화 하는 과정들을 구성하는 정신적 사건의 주체인 형태들이다. 이들은 서로 중첩되어 관계하고, 보충되고, 유발되고 서로서로 필요로 한다. 그리고 6개의 기본 요소들은 미완성적으로 완성된다. 각 형태 요소들은 각각 다른 방식으로 각각 구체적이고 명백한 형태로 나타난다. 이들은 단지 명확하게 그리고 날카롭게 규정되지 않고 총체로 느낄 수 있게 만들어져 있다. 이들의 상호작용은 우리에게 이합집산적 구성, 특별한 생활 방식의 고려를 가능하게 할 수 있다. 우리는 형태 요소들의 상호관계에서 나타나는 변화의 도움으로 중재 과정을 설명할 수 있다. 즉, 우리는 각각의 구체적인 형태형성에서 모든 6개의 형태 요소들의 상호작용 양상을 탐색한다. 이것을 통해서 문제들의 계통화가 나타난다. 예를 들어서 만약 우리가 즉흥연주에서 이러한 상호작용 양상을 탐색한다면, 어디에 활동성이 남아 있는가, 무엇으로 활동성이 솟아나는가, 무엇으로 활동성이 변화 되었는가 또 무엇에서 활동성은 효과적이 되는가 하는 질문들을 생각할 수 있다. 형태 요소들의 상호작용에 대한 분석은 어떻게 개별적인 요소들이 서로 촉진시키는지, 보충하는지 그리고 지지하는지를 탐색하는 것이다. 이 개개의 형태 요소들은 정신적인 사건의 질서들이고, 각각 상응하는 능동적 활동 가능성들 또는 운동이나 작용 가능성들을 갖는다. 그리고 이들의 형태 논리는 인지, 사고, 감각, 행위, 열망, 소망 등 모든 정신적인 현상들에서 드러난다. 또한 형태 요소들의 상호작용에 대한 분석에서 형태 요소들의 상호작용으로 극단적인 단순화를 통한 양극성이 나타남도 알 수 있다. 이 양극성이란 앞서 언급했듯이 형태형성과 동시에 일어나는 변형과 비슷하다. 형태형성은 어떤 정적인 상태를 의미한다. 그러나 이것의 반대적인 의미인 동적인 변화가 존재한다는 것은 극적인 의미를 지닌다. 이 두 가지 의미를 동시에 포함하고 있는 것이 형태이다. 여기 6가지 형태 요소들 사이에도 이러한 양극적인 관계가 역시 일어난다. 여기서 장애나 문제란 이 형태 요소들의 잘못된 상호작용을 의미한다. 실제적인 관계에서 한 잘못된 보충이 문제로 매우 자주 떠오른다. 이러한 문제 때문에 항상 그 자리에서 앞으로 나아가지 못한다.

| Herkommen | Erweiterung | Entfaltung | Ergänzung |
| --- | --- | --- | --- |
| 수집/Aneignung | 충격/Einwirung<br>구조/Anordnung | 확장/Ausbreitung<br>자질/Ausrüstung | 변환/Umbildung |
| 충격/Einwirkung | 확장/Ausbreitung<br>자질/Ausrüstung | 수집/Aneignung<br>변환/Umbildung | 구조/Anordnung |
| 확장/Ausbreitung | 수집/Aneignung<br>변환/Umbildung | 충격/Einwirkung<br>구조/Anordnung | 자질/Ausrüstung |
| Ergängzung | Entfaltung | Erweiterung | Herkommen |

우리가 이들의 대립적인 극성(極性)들, 이들의 보충가능성들 그리고 발전가능성들을 추적함으로써, 정신적인 사건들을 설명할 수 있게 된다. 이 대립적 쌍을 이루는 두 요소들에서 사람들은 어떻게 전체성들이 만들어지는지 또 어떻게 생산되는지를 볼 수 있다. 그 결과 우리가 바로 앞에서 무엇을 찾아내는 것은 이 두 요소들에서 형태적으로 보충되는 생산물들인 것이다. 외형형성의 필요성 관점은 외형들을 단순화시키는 것, 이 외형들의 겹침들을 분명히 만드는 것, 그리고 생활내용들 그리고 의미들을 계속적으로 목표된 길로 가져가는 것을 쉽게 한다. 이러한 대전제는 활동하기, 영향 받기, 영향 주기, 영향 지속하기 등을 중요시한다. 정신적인 사건의 변화와 변화들의 만들기 등은 이합집산을 통한 형태형성과 관계가 있다. 따라서 작용체의 이해는 심리적인 해석을 위한 틀에 관계한다. 요소들은 서로서로 그리고 작용체에서 고려하는 것들로서, 양극화하는 것들로서, 변화하는 것들로서, 발전하는 것들로서 관계를 갖는다. 요소들은 정신적인 사건의 감각경향들, 정신적인 사건의 다양한 형태 방향들 포괄적인 모양들 그리고 이들과 연결되는 원리들에 관해서 표현한다. 정신적인 활동들은 작용체의 이합집산을 통해 형태 요소들을 특징짓는 것을 탐색하고 얻고자 애쓴다.

## 수집 – 변환

수집에서는 전술한 것처럼 이미 가지고 있는 상태, 가졌던 것 그리고 앞으로 가질 것이 무엇인지가 중요하다. 다른 요소들처럼 수집은 상응하는 작용 가능성들 그리고 운동 가능성들을 갖는다. 자기화는 개별적인 모양성질들, 짝을 이루려는 경향들 그리고 보충 필요성들을 소유한다. 이들의 정신적인 상호관계에서 발달되는 형태 논리는 자기 것으로 하기 그리고 자기 것으로 되기, 소유 그리고 무소유, 달라붙기 그리고 해체, 계속 소유하기 그리고 분화하기 등과 상호 관계한다. 이합집산을 통한 형태의 통일 그리고 이합집산을 통한 형태화는 고착되기, 서로 붙어 메워짐, 흡수됨, 떨어지지 않음, 조밀함, 지속, 점착성 있음을 나타낸다. 이것은 정신활동의 전개방식이다. "자기화"는 우리에게 정신적인 사건의 형태적인 관계, 감각, 활동 그리고 상징성을 이해하게 만든다.

변환은 자기화에 반하여 이합집산을 통한 형태화 그리고 형태변화를 통해서 특징지어질 수 있다. 변형은 폐지하고 동시에 새로운 것을 이합집산을 통해서 형태화한다. 변형은 구조를 변형화하고, 일어난 것을 다른 것으로 지속적으로 변화시킨다. 정신적인 역(逆)설적 통일체들의 모순적인 관계에서 수집 그리고 변환은 서로서로 필요하다. 이들은 동시에 극단적인 것처럼 대응한다. 정신적인 사건의 결합관계는 이러한 형태 논리에 따라서 분석 과정들 그리고 변화 과정들에서 정신적인 감각 그리고 정신적인 존재가 지금까지보다는 다른 것으로 시작되는 이합집산을 통한 새로운 형태들이 발달됨을 통한 결과로서 생긴다. 이합집산을 통한 형태화 그리고 형태 변화들은 이와 함께 정신적인 사건의 감각으로서 변환의 형태 논리에 의해서 목표된다. 물론 여기서 역시 반진행이 나타난다. 변환의 논리는 소유의 필연성 그리고 이들의 안정성을 검토해야 한다. 이들의 안전성에서 변환의 유동적인 그리고 움직임의 특성들이 경계를 긋는다. 구조화과정에서 변환의 논리는 틀을 보장하는 것을 찾는다. 변환의 요소는 해결과 지속 또는 형태 변형과 연속에서 나온 어떤 생산물이다. 수집에서 소유의 극단적인 형태 경향들이 대립하게 된다. 그리고 변환은 구조화의 틀 안에서 다른 요소들을 통해서 대립하게 된다.


## 충격 - 구조

이합집산을 통한 충격에서 형태 논리는 정렬을 중심으로 계속적인 작용, 계속적인 관여 그리고 계속적인 행동하기이다. 그리고 충격은 복종시킴 그리고 복종된 상태, 지금-여기에 관계된 상태, 사실적 행동이나 사고의 결정 그리고 선택, 실행 또는 제한, 간섭 또는 포기들의 전개 방식을 갖는다. 다시 말하면, 충격의 형태 논리는 다양한 감각에서 정돈하기와 요구, 취향, 목표에 부합하기이다. 이들의 결과로 평가, 우선권, 우월성, 최상의 발달, 쇠멸, 경쟁화들이 나타난다.

정신적인 구조의 형태 논리의 움직임 모양들은 감퇴 그리고 정렬 또는 정돈에 어렵게 않게 복종될 수 있는 작용법칙들에 대한 질서를 충분히 검토하는 데서 생산된다.

구조는 어떤 이합집산을 통한 형태 논리와 관계한다. 이것은 모순을 포함한다. 각각의 구조는 어떤 유형을 중심으로 하는 어떤 규칙들의, 지시들의 그리고 관계들의 결합이다. 동시에 다양한 구조 가능성들은 일상생활과의 대조에서 오차가 수정되면서 일어난 질서화를 기반으로, 개별적인 이합집산을 통한 형태의 밀집성과 명확성 그리고 결합성에서 나타난다. 따라서 구조는 질서원리 그리고 모양 형성 원리와 관계한다고 할 수 있다. 정신적인 사건의 구조화되는 이합집산을 통한 형태가 생존능력이 있게 만들기 위해서 필요하다. 전체-구성 부분의 관계, 구조적인 결합, 작용체 그리고 다양함에 대한 포괄적인 모양들, 구속력 있는 조절들, 가공 원리 또는 공통성들의 형성, 이들은 구조의 특성이다. 충격에서 극단적 정렬과 조정 경향들 그리고 이합집산을 통한 형태 변화들이 대립한다. 구조에서 이합집산을 통한 형태 법칙들 그리고 일상생활에 필수불가결한 편향들의 다양성이 극적으로 대립된다.

## 확장 – 자질

확장은 경험들의 범위를 벗어나기 원함, 확산 요구, 어떤 더 많은 것을 얻으려 노력하는 것들과 관계한다. 희망, 이상향, 행위-구상, 이상(理想) 형성, 무한가능성이 확산의 특징이다. 여기서 확장과 자질이 동시에 언급되는 것은 우리의 정신적인 형태화에서 거침없이 모든 것에서 모든 것을 발전시키는 것 또는 모든 것에 모든 것을 분석하는 것을 통해서 제한되기 때문이다.

자질은 정신적인 사건을 안정화시키는 것, 이를 위해서 정신적인 형태화의 제한이나 축소를 강조한다. 자질은 작업, 노력, 이합집산을 통한 구성, 해체, 제한, 그리고 확립으로 전개되어지는데, 이들을 통해서 행위들의 정확성, 전문화를 통한 숙련, 노련함을 추구한다. 자질이 극대화될 경우 수동성, 집중력 감소 그리고 우유부단함이 발생한다.

## 요소들의 작용

습득의 '자기 것'으로 하기의 비활성은 사회-감정적 상호관계의 결핍을 갖는 자폐적 장애와 관계가 있고, 거의 모든 활동성에 대한 최소화된 흥미, 우유부단함 그리고 집중력 감소에 관계하는 우울증은 충격과 전문화와 숙달을 통해 생성된 자질과 관계가 있다. 충격이 너무 극단화되어 강하게 확립된 경우, 집중력 장애 또는 과도한 활동장애와 관계가 있다. 예를 들어 한곳에 머무르지 못하여 여행을 자주 하거나, 자주 과도하게 말을 많이 하거나, 기다리질 못하여 질문이 끝나지 전에 갑자기 대답을 한다.

히스테리 환자의 경우, 증상은 특징적으로 과거의 경험과 관계를 갖고 또한 과거와의 비교 능력을 갖고 있어 자주 극적인 묘사능력을 갖고 있다. 이때 자신의 능력을 보아줄 관중이 있어야 한다. 억압은 계속적으로 발생하지 않기 때문에 의식에서 억압된 인식적, 감정적인 내용은 능동성을 가지고 있다. 가공 없이 저장된 정보는 히스테리 환자의 무의식에서 억압되지 않고 고립된 정보로서 형성된 상태이기 때문에, 기억장애들은 히스테리에서 항상 반복적으로 나타난다. 즉, 이 내용들은 기본적으로 갈등의 의식적인 해결을 방해하지만 능동성을 포함하고 있어, 히스테리 환자가 어떤 비슷한 정보를 마주할 때 언제든지 표현이 가능하다. 이는 히스테리 환자의 수집 능력 그리고 수집을 통해 얻은 정보의 분석 능력은 여전히 남아 있기 때문이다. 히스테리 환자의 과도한 감정활성화 그리고 정신이나 인격의 분열 때문에 구조는 잘 기능되지 않을 것이다. 히스테리 환자에게서 충격은 과도하게 활동적이다. 그리고 구조는 거의 자신의 능력을 잃어버린다. 미완성 이후 완성을 위한 노력에서 저항은 히스테리 환자에게서 공공연하게 탐색된다. 완성을 향한 시도는 증상의 의식적인 부분이다. 형태 요소 확장은 정신적인 것이 자신에게 제공된 모든 표현 시도를 보증하는 것일 것이다. 정리하면 히스테리 환자는 보통의 습득 경향을 나타낸다. 그러나 나중 단계에서 환자가 전체와 구성물 사이의 상호관계에서 찾을 수 없는 문제들, 결국 자신의 나약한 자질 경향 때문에 정신적인 형태 형성의 효과들 그리고 제한들을 불가능하게 만드는 문제들이 생긴다. 변환의 결과로서 히스테리적인 현상들이 존재할 수 있기 때문에, 자질은 활동적이다.

# 6. 형태론적 음악치료
## (Morphologische Musiktherapie)

형태론에서 예술심리는 심리학이 예술을 설명하고 예술가가 무엇을 원래 말하려 했는지를 더 잘 알려고 하는 한 일방통행이 아니다. 오히려 예술과 심리학에서 반대적인 것이 있음을 인정하는 상호적인 과정이다. Salber는 정신적인 것은 미학적인 법칙에서 분석하는 것을 시도하고, 예술은 정신적인 사건에서 분석하는 것을 시도한다. 따라서 정신미학(Psychästhetik)이라는 개념이 발생한다. 정신미학이라는 사고는 예술적 아름다움의 이론에서 미학의 어떤 제한에 반대행동을 취한다. 그리고 자연 그대로의 감각에서 미학을 감각적 자각의 이론으로 이해한다. 그리고 감각의 인식가능성들에서 그리고 예술적인 경험에서 출발한다. 예술적인 생산물들에서 정신적인 형태화와 변화의 기본 조건들은 감각적으로 경험 가능하게 된다. 예술의 영향은 현실이나 상호영향에서 인식의 다른 가능성을 이해할 수 있는 것이다.

음악중재 그리고 예술중재를 위해서 정신미학의 사고는 예술적이고 과학적인 활동의 연결을 나타내는 계획을 제공한다. 예술은 이미 형태화된 것, 애매한 것, 복합적인 것, 농축된 것, 변화하는 것, 드러나는 것, 변화, 필연 대신 다양함, 단순화 대신 활동적인 질서, 영원한 차단 대신 생성을 의미한다. 이것은 예술이 이완, 자유, 경건, 배후 관계에서 경감되지 않는 예술적인 경험에 일치한다. 그리고 이것은 음악중재 안에서 우리의 경험과 일치한다. 정신미학의 사고는 (모든 정신적인 형태형

근본적으로 심리적 활동에서 예술의 방법적인 사용 가능성으로 직접 이끈다. 음악중재는 어떤 정신미학적인 활동방식으로 이해하고 내담자들의 음악적 생산물들에서 정신적인 구성문제들을 이해하는 것을 시도한다.

우리는 내담자의 음악적 연주를 바탕으로 정신적인 것이 어떻게 활동하는가, 무엇을 이러한 정신적인 활동에서 극복하는가, 무엇을 피하는 것을 시도하는가, 무엇을 견딜 수 있는가, 무엇을 제공할 수 없는가 등을 알 수 있을 것이다. 음악을 심리학적으로 이해하는 것이 필요할 뿐만 아니라 동시에 관계 문제, 일상 고통 그리고 장애를 일반적인 정신적 구성 문제로 이해하는 것이 필요하다. 음악중재는 이러한 사고방식을 따른다. 전문적인 기법으로 음악 중재적 처치는 현실에서 발생한 사건에 대해 내적 조절과정을 통해 정신적인 구성문제의 극복에 관심을 갖는다. 여기서 음악은 우리에게 내담자의 정신적 구조의 이해를 찾는 인식 도구이다. 여기에서 심리학은 많은 도움이 된다.

# 7. 음악중재를 통한 재구성과 묘사에서의
  4가지 탐색단계

정신적인 현실은 전체성과 기존하는 것들 사이에 균형을 통해 형태를 갖는다. 우리가 이러한 과정을 그리고 이들의 조절원리들을 근거와 묘사를 통해 파악한다면 우리는 정신적인 사건을 이해할 수 있다. 여기서 정신적인 상호관계가 갖는 특별한 방향성을 드러내는 근거인 극대화 경향은 어떤 다른 요소들의 파생에, 즉 양극화의 형태로 나타난다. 전체성으로서 감각 작용체들인 정신적 사건은 항상 반복적으로 형성된다. 우리는 과거의 사건에서 정신적인 습득의 필연적인 결과, 영향, 자결(自決) 그리고 타결(他抉)의 문제들을 알아차린다. 여기서 정신적인 확산 그리고 연동, 정신적 일상의 형식화에서 확고부동 또는 상대성 그리고 기회들의 상반(相反) 관계들을 명료하게 설명한다.

전체성 혼자서는 많은 것을 의미하지 않는다. 우리는 항상 반복적으로 전체성은 어떻게 성립되는가, 그리고 전체성은 어떻게 기능하는가를 뚜렷하게 해야 한다. 이러한 방향에서 우리의 고찰들은 작용체들의 확대영역 그리고 자결(自決)을 목표로 한다. 이것은 무조건적으로, 이들의 기본 차원과 체계적 분류의 연구가 전체성들의 연구와 연결되는 것이 필요하다. 여기서 어떤 정신적인 협동과 우리가 외면적으로 다양한 개인들의 접촉 종류에 대해서 관찰할 수 있고, 서로에게 대항하는 양극성의 다양한 모양들이 결과로 생긴다.

정신적인 구조의 다양한 층들은 서로서로의 관계에서 나타나는 다양한 종류의 조직 체계들이다. 이것을 사람들은 함께 작용하는 형태 요소들의 지시로 간주할 수 있다.

작용체들은 함께 작용하는 다양한 형태 요소들을 포함한다. 놀이, 연주 그리고 연기 이들의 검사는 이러한 이합집산을 통한 형태차원들을 해당 영역의 단순화에서 감지할 수 있게 된다. 이들은 다양한 종류의 담당 부분들의 통합된 모양들이다. 어떤 협동 활동이 발달함으로써, 어떤 내적 모양과 개별적인 논리를 소유한 긴장된 전체성들이 형성된다. 이러한 놀이, 연주 그리고 연기 움직임들의 비밀스러운 감각은 관계하는 요소들 그리고 전체성들 사이에서 多形의 긴장과 관계한다. 서로 간의 요소들의 발달은 방어체계를 만든다. 방어체계에서는 다른 이합집산을 통한 형태복합체의 보충, 확산, 전개에서 이합집산을 통한 형태 요소들의 모양 형성원리의 투입이 중요하다. 그래서 자질의 어떤 성격으로 격리는 충격 또는 수집의 이용에 투입될 수 있다. 또 정신적인 수집의 이합집산을 통한 형태 논리의 한 특징으로 동화는 확산되는 안정성으로 투입될 수 있다. 그리고 충격의 전개에서 투입된다. 방어체계들은 변형들이다. 이들은 정확히 이합집산을 통한 형태 형성처럼 모순적 그리고 비논리적이다. 우리는 잠시 동안 어떤 것을 형태로 인지할 수 있고 유지할 수 있다. 그러나 동시에 우리가 이러한 복합구성을 가지고 극적으로 대치되는 형성과 변화의 성격을 올바르게 하는, 풀기 어려운 저항에 주의한다.

어떤 모순적인 현실을 다룰 수 있기 위해서 두 극의 명칭은 충분하지 않다. 오히려 우리는 각각의 구체적인 현상을 이 극들 사이의 여기저기에서 이해하고 기술하는 것을 시도한다. 흔들리는 주의집중의 정신분석적 개념은 두 극 사이에서 왔다 갔다 하는 것이 거의 어떤 특별한 정신적인 중재자의 심신의 상태의 이상향으로서 재차 모순적으로 하나로 가져가는 어떤 모양을 나타낸다. 두 극 사이에서 왔다 갔다 하는 것을 나선 움직임이라고 한다.

어떤 형태의 규명에서 자신의 '된 상태', '자신의 발달' 그리고 이와 함께 변화의 극점은 묘사된다. 우리는 내담자들과의 즉흥연주들에서 일상 그리고 일상에서의 문제, 고통 그리고 고통의 역사를 나타내는 기본 구조들을 표현하게 되는 것에서 출발할 수 있기 때문에 우리는 음악적인 것을 가지고 설명하는 데 근거를 둔다.

우리는 우리와 관계 속에서 내담자의 보임들을 전이 상태 그리고 역전이 상태의 의식 속에서 다른 사람으로 부터의 표현들로 이해하기 때문에, 우리는 변화의 관계에서 초기 내용을 설정할 수 있다.

활동적이고 구체적으로 나타나는 정신적인 형태형성들은 자신들의 '된 상태'에 관계하는 것이 아니라, 오히려 자신들의 '될 수 있음'을 표현한다.

우리가 대화와 음악 만들기 활동을, 음악치료의 방법적인 기본 양식으로 항상 반복적으로 교대로 나타내게 될 때나 이것이 어떤 새로운 것이 나타나는 교환으로 표시될 때, 나선 과정 속에서의 상호교환적인 묘사와 발달에서 출발하게 된다.

음악중재적인 과정의 과학적 관찰 수준에서 근거와 표현의 관계는 어떤 구조화 그리고 방법적인 대응방식의 조절로 확장된다. 근거는 여기서 역시 최초에 출발한 것의 확정을 의미한다. 그러므로 우리는 예를 들어 어떤 정해진 즉흥연주에서, 현장에서 또는 이야기에서 출발할 수 있다. 이것은 결국 나중에 자신의 특별성에서 특징짓는 것을 시도하고 우리에게 무엇이 이러한 형태에 여전히 포함된 상태인가 하는 것에 관한 진술을 얻기 위해 우리는 무엇을 재료로 필요로 하는가 하는 두 번째 단계를 질문한다. 근거는 이러한 상호관계에서 우리를 돕는 규정을 의미한다. 그리고 다양한 상황들에서 질서를 제공한다. 근거 그리고 표현의 관계는 다양한 수준에서 우리의 문제들을 어떤 틀 속에 구성할 수 있는 활동적인 기본 원리이다. 근거와 표현의 관계는 우리에게 표면적인 그러나 분명하지 않는 형상들을 자신의 반대 부분에서부터 파악하는 것을 가능하게 한다. 그리고 성급하게 총체를 얻을 것을 강요하는 것을 방지한다.


## 총체(Ganzheit)

묘사의 첫 번째 단계에서 우리는 어떤 즉흥연주 총체의 체험을 묻는다. 이러한 체험을 첫 번째 '들음'에서 우리에게 발생한 그림들, 투사들(생각이 떠오름), 이야기들(과거 일), 회상들, 표현들 그리고 반응들의 도움으로 기술하는 것을 시도한다. 우리는 무엇이 우리에게 연상되었는지, 무엇이 공명으로 드러나게 되는지, 무엇이 우리에게 불어닥쳤는지, 무엇이 우리의 마음을 움직였는지, 무엇인 활동 속에서 고착되게 되었는지에 유의한다. 첫 단계에서 명확하게 개별적인 체험이 끼어들었다는 것이 중요하다. 우리는 개인적인 체험을 검사의 도구로 사용한다. 우리는 이것을 가지고 활동의 기준에 따른다. 그렇기 때문에 우리는 형상에서부터 움직이고 이러한 움직임 그리고 활동을 묘사하는 것을 시도한다.

집단의 구성원들로부터 음반의 '들음' 후 여러 의견들이 나오지만 음악에 대한 그리 신빙성 있는 그림이나 묘사가 나오지 않는다. 계속적인 묘사 그리고 후속 질문을 통해 집단 내에서 음악의 초기 표현은 움직임을 가져온다. 이러한 표현의 교류 그리고 비교에서 최초 종합적인 묘사가 찾아진다. 이것은 음악 그리고 음악의 체험됨인 총체(Ganze)로 성격 지어진다. 어떤 주제, 그림, 제목을 질문하는 것이 큰 도움이 된다. 여기에서는 즉흥연주가 다른 사람들의 즉흥연주와 구별되는 고유의 특성이 형성되는데, 이는 이후 모든 계속되는 것에 대한 최초 고정된 자료로서 표시된다.

두 번째 단계에서 좀 더 심도 있게 묘사되는 것으로, 의미 있는 약점의 활동으로 생산되는 계속적인 설명은 어떤 역설적인 표현으로 등장한다. 여기서 계속적으로 진행하는 것으로 보이게 하는 어떤 활동, 그리고 이를 통해서 숨겨지는 것은 탐색하게 된다. 전체속의 총체(Ganze)가 정지 상태로 가게 된다는 것이 나타난다. 실제의 움직임은 없으나 운동으로 지각되는 것. 예컨대 네온사인에서 전구들은 그 자리에 고정된 채로 점멸하지만 사람은 불빛이 이동하는 것으로 지각하는, 즉 전구 간의 간격이나 점멸 시차에 따라 가현운동 지각이 결정되는 시운동(apparent motion)은 좋은 예가 된다. 계속이라는 시운동에서 발달행동들, 고립, 새로운 시작, 변화들의 오류들은 숨겨진다. 게다가 다른 계속적인 것이 포함될 것이다.

음악처럼 정신적인 것은 스스로 논리적인, 함축성 있는 그리고 전체적인 형태들을 형성한다. 이런 것들은 끊임없는 변화에서 발생한다. 스스로 함축적이고 논리적인 한 형태는 Sonata 같은 음악작품일 수 있다. 마찬가지로 확실한 형태(Form)를 따르지 않는 즉흥연주는 어떤 정해진, 묘사할 수 있는, 혼동되지 않는, 이해할 수 있는 형태를 양성한다. Sonata나 즉흥연주는 견고한 형태에 사실이 대립하여 있다는 것, 형태가 단지 현재의 사건으로서, 그러므로 음에서 음으로의 변화로서, 그러나 역시 이전에 어떤 것이었던 것에서 잇달아 현재의 어떤 것이 되는 것으로 실현될 수 있다는 것이 명료하다. 심리적으로 각각 정신적인 총체로서 이해될 수 있는 것은 임의적이지 않다. 그리고 언제나 항상 확정되는 것도 아니다. 오히려 현상 수준 체험에 대한 형태 논리에 의해서 규정된다. 그리고 과학적인 이해 속에서 탐색 상황이나 문제제기에 관계하여 규정된다. 그래서 즉흥연주는 총체로서 이해될 수 있다. 치료 시간 전체도 역시 큰 총체로 이해될 수 있다. 중재자나 내담자의 각각의 부분을 즉흥연주에서 따로 분리된 심리적인 상태로 이해하지 않는다. 이 두 부분들은 하나의 단일체이다.

형태론에서는 어떤 중재 작용이 음악이나, 대화로 중재자가 자지고 있는 관점에 의해 갈라지는 것이 가능하다. 하지만 우리는 내담자와 중재자의 사이에서, 내적 상황에서, 공동의 작품에서 펼쳐지는 어떤 효력에 대해서 말한다. 내담자나 중재자 모두는 연주하는 동안 자신들의 정신적인 것이 표현된다. 그리고 그 안에서 어떤 새로운 표현 방법을 찾는다. 『정신적인 것은 처음에는 내부에 있고, 이후에 나온다. 그 후 정신적인 것이 의식적으로 되고, 정신적인 것이 달라지는 것에 관해서 말한다.』음악적으로 우리는 한 총체를 모든 것에서 무엇이 지각을 만드는지, 어디에서 우리는 고유의 논리를 발견할 수 있는지 하는 의문에서 발견한다. 이것은 주관적이다. 한 작품의 논리는 결코 분명하게 '되는 것'이 아니다. 우리에게 점차적으로 명백해지는 것이다. 마찬가지로 우리에게 연주 동안에 어떤 악절은 완전히 선명히, 조화된 단일체 형성을 나타낼 수 있다. 그리고 나중에 돌이켜 보면 우리는 이 악절을 더 이상 이해하지 못한다. 이러한 현상은 의미는 음악에 독립적으로 있는 것이 아니라 우리와 음악 사이에 모습을 나타낸다는 것을 증명한다. 이를 가지고 우리는 다루는 것을 배운다. 이것은 과학에서도 마찬가지이다. 과학적으로 의미 깊음 즉 인식에 대한 검색에 관계하여 풍부하게 총체들을 찾는 것에 관계하여 사람들은 연습할 수 있다. 이것이 예술이다.

## 내적조절(Binnenregulierung)

탐색의 처음 단계 이후 질문들이 등장하게 된다. 특히 총제의 특별성이 무엇인가 하는 질문은 내적조절의 의미를 크게 한다. 이러한 질문은 우리가 반복적인 '들음'을 통해서 목차 특성들에 주의하는 동안, 음에서 음으로 음악의 점차적인 생성에 주의하는 동안 이 두 번째 단계에서 추구된다. 여기서 개별적인 부분들을 여러 번 '들음'에는 상세함, 섬세함 그리고 정교함이 중요하게 된다. 여기서 첫 번째 단계에서 확립된 전체와의 관계는 개별적인 일들에서 상실되는 것을 막기 위해서 몇 번이고 되풀이하여 생성된다. 동시에 두 번째 단계는 첫 번째의 확립 그리고 조절에 관계한다.

예를 들면,

내담자는 스스로 연주하기 시작한다.

중재자는 어떤 화음을 연주한다. - 기다린다.

-긴 침묵-

중재자는 다른 화음을 연주한다.

-침묵-

중재자는 어떤 멜로디 제안을 연주한다.

-침묵-

내담자는 아주 작게 연주하기 시작한다.

중재자는 함께 연주한다.

내담자는 연주하기를 멈춘다.


계속적인 진행에서 내담자가 자신의 연주가 중재자의 연주와 섞일 때 내담자가 자신의 연주를 중단하는 것이 관찰된다. 내담자는 동시에 연주하는 것을 피한다. 이는 내담자가 거리를 둔다는 것을 의미한다. 불규칙한 침묵을 통해 내담자와 중재자 상호 간의 분리된 침묵들은 빠르게 불균형 속으로 빠진다. 내담자들의 침묵들은 멈춤, 주저함, 비운율로 나타난다. 규칙적인 움직임의 관계를 통해서 발생해야 하는 끊김 없이 물처럼 흐르는 것은 중재자와 내담자의 연주 간의 연결로서도, 내담자들의 연주 내에서도 부족하다. 악절과 악절에서 중재자의 연주는 완전한 균형을 이루기 위해서 노력한다. 소리 작음이나 지체함 같은 미약함은 계속적인 연주에서 점차 강화되어 자기 존재감을 드러내게 된다. 중재자는 어떤 긴 악구들을 연주하는 것을 시도한다. 역시 힘 있게 그리고 크게 연주한다. 내담자는 여전히 변하지 않고 작을 소리로 연주한다. 소극적으로 단지 2~3개의 음들을 연주한다. 게다가 긴 침묵을 만든다. 이러한 연주방식을 통해 중재자는 내담자들이 항상 충분하지 않게 표현한다는 것에 도달한다. 내담자는 지체를 통해 흐름을 막고 분리와 충분한 거리를 두는 데 관심을 갖는다. 이것은 계속적 연주에서 변화된다. 내담자는 중재자가 자신과 비슷하게 연주하는 것에 도달할 때까지, 기다린 후에 내담자는 중재자의 음들을 모방하기를 시작한다. 이후 중재자는 내담자를 모방하는 것을 시작한다.

a-a, b-b, c-c 의 모방 에서 새로운 음들인 d-d, d-d, d-d……. 등등 계속적으로 나타난다. 내담자는 이것을 알아챈다. 그리고 다시 새로운 음들을 그 안에서 얻는 것을 시작한다. 이러한 단계를 통해서 이미 처음 '들음'에서 발생한 혼란은(누가 누구야?) 누가 여기서 어떤 것을 생산했는가, 누가 어떤 것을 만들었는가 하는 논쟁보다 상세한 '들음'에서 분명해진다. 이것은 사실상 반사하기와 함께 숨바꼭질로서 이해된다. 즉, 내담자는 어떤 것을 숨긴다. 중재자는 이것을 인식한다. 그리고 어떤 새로운 것 대신 비슷한 것이나 똑같은 것을 다시 반사한다. 연주는 끝이 아니라 새로운 시작이다. 연주 규칙이 나타난다. 내담자가 중재자와 함께 어떤 것을 생산하는 것을 시도하기 그리고 중재자가 만드는 것 사이에 성공적인 합일이 이루어지기 때문에 연주는 계속될 수 있을 것이다. 보호적인 방어벽은 연주 규칙의 합일 그리고 준수로 구

성된다. 두 번째 단계는 정체의 모습과 관련이 있다. 그리고 어떤 재료로 만들어지게 되는지를 나타낸다. 그리고 동시에 결국 어떤 다른 색채를 주었는지 나타낸다. 여기서 내담자는 자신이 행사는 것이 전체적으로 어떤 방식을 갖는다는 것을 분명히 하게 된다. 그리고 내담자가 여기 즉흥연주에서 생산한 것 그리고 그 외 생산한 것이 습관으로 된다는 것을 유추한다.

음악처럼 정신은 형태형성에서 펼쳐지고 발생하고 분화된다. 형태들은 건설 계획을 갖는다. 그리고 다수로 구성된다. 형태들을 또한 잇달아 그리고 이전과 이후, 위와 아래 그리고 복합적인 조직들, 긴장 관계의 모양에서 전체에 관계한다. 하루는 시간들 속에서 존재할 수 있다. 음악은 질서화된 부분들로 구성된 소리들(세부 음들)에서, 조화된 조직들에서, 리듬화에서, 대위적인 관계에서 펼쳐진다. 형태들은 전체를 구성하는 세부목록에서 분화되고 조절된다. 여기서 전체는 자신의 부분들의 합보다 크거나 다르다. 전체들의 형태 논리를 이해하기 위해서 우리는 모든 부분들의 완전함을 필요로 하지 않는다. 왜냐하면 정신적인 것들은 형태(모양, 형식)형성들이 어떤 전체로 보충하는 경향을 보이기 때문이다.

음악적인 형식 분석에서 우리는 전체의 작용과 형태형성의 상호관계를 알고 있다. 여기서 지배적인 적법성들은 유일한 형식을 나타내는 것처럼 임의적이다. 사람들은 복합적인 오케스트라작품을 피아노로 모방할 수 있다. 모방함에도 불구하고 핵심적인 것들을 듣는다. 과학적인 탐구에 관계해서 예술 분석처럼 연습하는 것은 필요한 세부 사항 그리고 보존 또는 전체에 대한 관계의 복원이 서로서로 하나의 소리를 나타낸다는 것과 관련 있다.

　음악가로서 우리는 음악적인 형식 분석에서 한편으로는 기술적으로 또는 엄격한 형식적 사고에 사로잡혔을 때 세부적인 것에서 상실된 것, 다른 한편에서 우스꽝스러운 분석 이후 다시 한 번 전체를 연주하거나 들을 때 어떤 작품 체험의 깊은 허점을 알게 된다. 전체와 전체를 구성하는 부분들 사이 많은 교류 속에서 균형을 만드는 것이 중요하다. 이것은 심리적 분석에서도 마찬가지로 가치가 있다. 공명과 멀어짐, 느낌과 사고 또는 우리가 항상 생각했던 것을 고치는 것 사이의 내적인 상태의 변화는 음악에서나 심리학에서나 심리치료에서 비슷하다.


## 변화(Transformation)

　전체들과 목차들 사이, 최초 체험의 模寫(모사) 그리고 전체 생성의 분석 그리고 체험 사이의 망설임 속에서 점진적인 해석이 조금씩 분명해진다. 여기서 사람들이 이미 총체를 이해했다는 것, 내담자가 자신의 방식으로 숨겼던 갈등을 이해했다는 흔적이 일어날 수 있다. 우리는 우리가 최초 내담자와의 즉흥연주에서 들었던 것이 우연이 아니라는 것과, 환자의 전체적인 정신적 구조(Konstruktion)와 생활 방식의 상호관계가 있다는 것을 이해할 수 있다. 그러므로 우리는 여기서 즉흥연주의 합일에서 명확하게 되는 것은 구조(Konstruktion)의 총체와 상호관계한다는 것을 배제할 수 없다는 것이 명백해진다. 즉흥연주는 총제를 반영할 수 있다. 즉흥연주는 한 極端(극단)으로 명백하게 나타남을 설명할 수 있다. 이러한 의미는 이미 자신의 반대편 極(극)을 통해 완전히 설명된다. 우리가 최초 즉흥연주를 통해서 경험했던 것의 가치를 보존하기 위해서 우리는 즉흥연주의 심리적 단일성을 넘어서야 한다. 그리고 계속적인 재료에서 유추하고 대항적인 것, 확산들, 보충들 그리고 첨예화된 것을 찾는다. 이러한 3번째 단계의 실행은 이미 모든 것이 분명하게 보일 때 요구되는 조직적이고 과학적 탐색에서 중요한 부분이다. 여러 번의 왜곡 그리고 전환은 이전의 명제를 보호하는 방법적인 요구이다. 우리의 지금까지의 경험은 모든 것이 이미 충분히 보여졌다는 것을 나타내었다. 단지 어디에 관심이 있는가 하는 차이가 있다. 예를 들면, 내담자는 비정상적으로 천천히 움직인다. 내담자는 거의 말을 하지 않는다. 질문에 대해서 짧게 대답한다. 이 때문에 대화는 거의 불가능하다. 뿐만 아니라 모든 것은 힘들다. 유추(analog)는 여기서 제한을 받는다. 음악과의 비교는 이러한 인상을 강화시킨다. 내담자는 경직되어 멈칫거리며, 위축되어 활동한다. 음악의 최초 인상에 대해 결정적으로 나타난 결과는, 무엇보다도 사람들이 자신의 반대편으로 처한 결과물이라는 것이다. 자신의 위축됨과 보잘 것 없는 대답을 통해서, 내담자는 다른 사람들에게 물어보는 것과 자신을 위해서 어떤 것을 행하는 것을 강요한다. 여기에서 즉흥연주의 최초 부분에서와 같은 강한 불균형이 나타난다. 이러한 인상은 돌보는 사람들의 서술들과 일치한다. 내담자는 좋은 교류를 위한 가능성 그리고 또래에 참여하는 노력에도 불구하고 고립되어 살기도 하고 은둔하여 살기도 한다. 이러한 내담자가 어떻게 이미 배웠던 플루트를 음악중재 시간에 연주하는가? 리듬 그리고 박자는 불규칙적으로 느리게 된다. 노래는 더 이상 인식할 수 없게 된다. 음들의 상호관계는 부분적으로 없어진다. 모든 음은 멈춘 것처럼 보인다. 내담자의 연주는 다른 사람과 합주가 전혀 이루어지지 않는다. 내담자와의 두 번째 즉흥연주에서 한 반대 極(극)은 완전히 다르게 보여질 수 있다. 즉흥연주에서 내담자는 북을, 중재자는 피아노를 연주한다. 주제나 어떤 연주 규칙은 약속되지 않았었다. 처음부터 악기 선택에서 두 참가자들의 동시적인 연주가 발생하였다. 이러한 방식의 최초 즉흥연주에서 중재자는 임시적으로 주도권을 넘겨받는다. 그리고 다양한 빠르기, 소리 크기 그리고 전조를 연주에서 시도한다. 이러한 시도에서 내담자들을 위해 즉시 의미 있게 된다. 점점 빠르게가 나온 후에 내담자는 주도권을 넘겨받는다. 나중에 내담자는 동시적 연주의 빠르기가 나오면, 항상 즉시 빠르기를 야기한다. 내담자는 가능한 한 가장 빠른 속도로 상승시킨다. 여기에서 매우 빠른 빠르기로 머무르게 된다. 이것은 두 연주자가 리듬적으로 더 이상 구별되지 않고 공동의 활동이 전체적으로 실행되는 박자로 나타나는 협동연주에서 일어난다. 나중에 즉흥연주를 통해서 분리의 종료, 그리고 동시에 박의 흐름이 있다는 것이 분명해진다. 고립, 정체 그리고 의기소침들은 더 이상 가능하지 않다.

총체는 정지하는 움직임 그리고 움직이는 정지의 모순적 형태, 미친 듯 질주하는 움직임으로 잠시 머무른다. 이러한 상태에서, 최고점으로 가는 상승에서 넘어갈 수 없는 어떤 경계가 느껴질 수 있다. 보충으로 우리는 내담자 자체가 어떻게 자신의 음악을 묘사하는지 나오게 한다. 연주하기에서 내담자의 체험, 또는 음악에서 환자의 인상에 관해서 내담자는 직접적으로 말할 수 없다. 이에 관해서 내담자에게 음악에 알맞은 어떤 그림이 떠올랐는지 아닌지를 질문한다. 이러한 그림에서 격렬한 것 그리고 마비된 것들은 동시에 수용된다.

상징이 흘러나오기 위해 큰 흥분이 필요하다. 묘사되는 구조들은 병적 증상에서 어떤 계속적인 유사를 찾는다. 내담자는 간질을 앓고 있다. 만약 사람들이 간질의 병적 모범을 좀 더 정확히 이해한다면, 음악 안에서처럼 일정한 조건들 아래서 구조적인 양극화들이 두드러진다. 발작적인 폭발은 음악 안에서 활활 타오르는 것에 부합한다. 이것은 어떤 리듬 안에서 방해 요소가 적어진 동조화와의 상호작용에서 발생한다. 간질발작적인 폭발에서 이것은 중추신경체계 안에서의 억압 능력 감소를 통해 신경들의 활동의 비정상적인 동조화에 연관된다. 동조화는 EEG에서 간질 발작의 중요한 특성이다. 임상적인 묘사에서 간질의 본질적 변화 : 지체, 움직이지 않음, 반복행동, 미세한 운동적 흐름, 지나치게 상세함, 융통성 없는 회상, 엄격함을 갖는 이기심, 집착 감정. 발작들 그리고 만성적인 본질변화들은 명확하지 않는 병의 증상으로 차이 없이 동일하게 분류되어 있다.


## 재구성(Rekonstruktion)

형태 요소들에 의거한 재구성은 "어떻게 이러한 두 편들을 두 극점의 특색으로 사용되는가? 그리고 관계하는가?"에서 나타나게 된다. 임상적인 그리고 물리적인 유사들의 언급은 몹시 까다롭다. 왜냐하면 이 언급은 쉽게 개별적인 관찰의 설명 또는 증명으로 잘못 이해되기 때문이다.

정신적인 형태들은 형성된 것이다. 이들은 역사를 갖는다. 이들은 변화한다. 이들은 다른 것이 된다. 다른 한편으로 고유한 틀을 만든다. 형태굴절은 형태들이 서로 함께 어떤 것을 만든다는 것을 의미한다. 서로 서로 영향을 준다는 것을 의미한다. 온전한 하나는 다른 것들로 쪼개진다는 것, 형태들이 서로 반대로 모형을 만든다. 뿐만 아니라 해석한다. 하나가 다른 것으로 깨닫게 되는 것처럼, 우리는 처음부터 무엇을 경험했나? 우리가 어떤 악기를 배운다면, 손가락의 숙달 그리고 음악적 지식을 획득할 뿐 아니라, 악기는 우리의 정신적인 삶을 형성한다. 우리가 악기를 다루는 동안 악기는 우리를 다룬다. 그리고 우리를 해당 악기를 다루는 음악가로 변화시킨다. 형태론은 외부−내부, 실재−상징의 계통이 심리적으로 또는 과학적으로 여긴다는 것에 주의한다. 우리의 초기 과계들은 내적인 모형들이 되고, 우리의 일상은 우리의 체험과 우리의 현재 관계들처럼 형성된다. 음악은 물리적인 체험이 심리적인 체험이 된다. 음악은 연주자와 연주됨, 듣기와 들려짐 사이에 있다. 즉, 음악은 재료인 동시에 상징이다. 우리는 음악적인 현상들을 과학적으로 인간의 구체적인 체험과 상호작용을 검사할 수 있다. '다르게−되어짐'에서 우리는 변화된 체험에 사물의 새로운 관점, 음악에서 다른 울림, 새로운 표현방식에 집중한다. '아하−체험'과 갑작스러운 인식, 정신적인 것의 이면에 연결된다. 만약 다양한 즉흥연주에서 내담자와의 최초 즉흥연주 중 하나가 그리고 어떤 진단적인 문제라면, 그 결과 탐색의 4번째 단계를 가지고 어떻게 여기서 정신적인 생활의 기본 조건이 행동과 체험을 조직하는 어떤 형태에서 나오게 되는가를 이해할 수 있게 만드는 재구성을 탐색한다. 한편으로 이러한 기본 형태 또는 정신적인 구성(Konstruktion)은 성장의 특별한 조건들 아래에서 점차적으로 형성되었고, 현실에서 사용되는 것을 모색하는 어떤 해결 형태로 이해된다. 우리는 역시 내담자들의 생활 방식에 관해서도 언급한다. 다른 한편으로 각각의 정신적인 구성(Konstruktion)은 자신들의 특별한 문제들 그리고 중재활동에서의 갈등들을 갖는다. 기본 형태의 재구성으로부터 우리는 내담자와의 작업을 조직할 것이다. 음악중재에서는 기본 형태의 재구성이 음악 또는 음악 중재적 상황에서 발달하고 가능한 한 현상적 수준에서 가까이 머무르는 것이 중요하다. 현상 수준은 여기서 이론적으로 필수적인 이론이나 체계로서 형태 요소들에 의한 생활 방식의 분석에 대립해 있다. 만약 우리가 어떤 즉흥연주를 중재의 계속적인 진행에서 탐색한다면, 이러한 단계에서 내담자의 변화 그리고 발전의 문제, 중재적인 관계의 문제 또는 중재의 지금까지 결과의 확립이 중요하다. 탐색은 중재의 어려운 부분에서 중재적인 이해를 확장시키고 지원하는 데 관계한다. 내담자와 중재자의 두 즉흥연주는 결국 매우 다르게 울린다. 그럼에도 불구하고 이 즉흥연주들은 공통적으로 항상 계속 진행되는 어떤 것이 생산된다. 만약 어떤 것이 계속적으로 진행된다면, 이것은 동시에 계속 진행되어야 한다. 그러므로 두 연주들에서 발전이 포괄적으로 어떤 조정에 도달하고, 체제가 만들어진다. 이 체제들의 내적구조는 한 포괄적인 총합으로 체험된다. 최초 연주에서 분리화와 두 번째 연주에서 녹아 있는 근접성의 대립은 서로 다른 두 형태 속에서 공통의 개념을 나타낸다. 고립의 경향에서 하나(Eins)는 외형상이 주장을 가지고 탐색된다. 각각은 자신에 대한 한 세계일 것이다. 그리고 자신에게는 모든 것이다. 소리도취 내 융합 안에서 하나(Eins)는 경계 없는 확장으로 놓여 있다. 모든 것은 끝없는 도취에서 없어진다. 두 즉흥연주들에서 매우 다양하게 울리게 되는 내적구조의 불일치는 각각의 다양한 변화의 출발 상황들에서 발생한다. (첫 번째 즉흥연주에 연속하는 것. 그리고 두 번째 즉흥연주에서 동시에 나오는 것.) 이러한 변화의 출발 상황들은 서로 상호적인 종속관계에 있고 서로 상호적인 종속관계가 필요한 정신적인 것들의 두 가지 면을 극대화한다. 이들이 어떻게 행동하는지는 내적구조의 극대화들에서 분명하게 된다.

첫 번째 모양 형성은 정연한 분리—유지 그리고 이와 함께 새로운 것의 충격으로부터 이미 소유(기존의 것)한 것을 배제한다. 이것은 새로운 것들과 이미 소유한 것들의 계통을 제한하는 것이 아니라, 오히려 계속 이어져 확장되는 것이다.

6가지 형태 요소들이 상호작용한다. 상호관계는 여기서 항상 양극적인 그리고 역설적인 상황과 더불어 숙련된다. 우리는 긴장을 풀기 위해서 긴장되는 범죄소설을 읽는다. 중재를 통해서 우리는 다른 것이 '될 것'이며, 유지될 것이다.

# 8. 4가지 치료행위 단계

4가지 치료단계는 어떤 나선 형태를 갖는 과정의 과도(過渡)형태로서 이해된다. 어떻게 음악적 즉흥연주 자체가 과학적으로 관심을 갖게 될 수 있는가 하는 것이 늘 문제의 핵심이다. 이것은 착실하게 그리고 구체적으로 현상들에서 출발하여 어떤 논리적 틀로 이끌어지는 記述(기술)적 방식에 의해서 가능했다.

음악치료는 4가지 단계로 진행되는데, 여기서 각각의 변화 문제를 이해하고 새로운 틀 형성들을 유발하고 강화시키는 것이 중요하다. 초기 상황은 실재적인 작업을 기술하는 시도, 왜 그리고 어떻게 음악적인 즉흥연주가 중재적인 작업에 가능한가에 대한 설명을 찾는다. 여기서 즉흥연주는 장애를 유형화한다. 즉흥연주는 내담자의 생활 방식을 이해할 수 있게 하는 진단적인 도구이다. 그리고 내담자와 중재자 간의 어떤 공동의 작품을 위한 기초를 형성한다. 여기서 중재자는 공동 작품에서 참가자이다. 또한 즉흥연주는 어떤 장애가 되는 생활 방식의 발달 가능성을 나타낸다. 즉흥연주의 음악적인 형태에서, 정신적인 것은 스스로 형태화된다는 이해는, 음악을 통해서 영향을 받아 형태형성 과정을 촉진하고 강화할 가능성을 제공한다. 그러나 창조적 음악중재에서와는 달리 형태론적 음악중재에서는 음악적 경험들이 언어로 번역되는 것이 중요한 것으로 여겨진다. 정신적인 틀 형성의 강화를 통해서 언어와 음악 사이의 교환이 필요하다. 음악과 언어, 언어와 음악의 교환은 표현에 다양한 변형을 준다. 음악 그리고 언어, 이들은 상반된 형태굴절 가능성들로 보인다. 연주와 대화 사이의 공동 영역, 다양한 세계들 사이의 전이들과의 교류에서 일반적인 문제들은 그림으로 옮겨진다. 그리고 명료하게 된다. 내담자는 음악과 언어의 교환을 통해서 무엇이 예술 그리고 일상, 즉흥연주 그리고 자신의 설명할 수 있는 문제, 정신적인 것 그리고 육체적인 것, 체험 그리고 중재가 서로서로 관계를 갖는다는 것을 경험한다. 출발점은 항상 그리고 어떤 경우든 '들음'이었다. 아마도 작업의 매우 비경제적이고 불분명한 조건은 피할 수 없는 것으로 나타난다. 객관적 상황은 음악의 '들음' 그리고 '묘사 또는 기술'에 의해서 만들어진다. 집단에서 내담자에 대한 정보들은 기본적으로 없다. 그 결과 기술은 음악적 표현에서만 관계한다. 이러한 설정은 방법적으로 필요하다. 기술 작업의 목적은 일어난 일들의 재구성이다.

## 고통 참는 능력(Leiden-Können/Suffer-Ability)

중재 상황에서 이 1단계는 환자의 불쾌한 것의 심리적 이해에 관여한다. 하지만 이 1단계는 동시에 중재의 한 부분이다. 왜냐하면 불쾌한 것의 완전한 형태가 처음 계속적으로 이어지는 중재활동에 점차적으로 펼쳐지기 때문이다. 중재자는 내담자의 견딜 수 있음과 견딜 수 없음[불쾌한 것일 수 있는 그리고 불쾌한 것이 아닐 수 있는]에 관한 항상 어떤 다른 관점을 가져야 한다.

어떤 심리적인 상황에서부터 이 중재가 시작하는가?

어떤 방향에서 변화가 시작되었는가?

어떤 변형들로 중재의 진행에서 형태가 발달되는가?

내담자의 병력(病歷)을 탐색한다. 그리고 더 나아가 내담자와 주변인을 포함하는 환경과의 관계도 탐색한다. 중재자는 치료에서 정신적인 것이, 항상 이미 능동적이고 인내한다는 것에서 출발한다. 또한 내담자의 능력들에 관심을 갖는다. 그리고 내담자가 무엇에 고통받고 싶지 않는지 그리고 무엇을 잘 참을 수 있는지 에도 관심을 갖는다. 그리고 내담자의 경험에도 관심을 갖는다. 그리고 현재의 태도, 내담자의 괴로움의 역사, 그리고 이 괴로움에 관계된 현재의 상황에도 관심을 갖는다. 듣는 동안에 우리는 내담자가 어떤 것을 괴로워하고, 압박하는 상황을 거부하는가에 주의한다. 그리고 무의식적으로 내담자가 무엇을 괴로워하는지에 주의한다. 이때 무엇이 내담자에게 고통이 되는지, 무의식적이기 때문에 간단히 말할 수 없거나 또는 내담자에게 언어가 존재하지 않을 때 우리는 음악을 사용한다. 음악에서 고통을 들을 수 있을 뿐만 아니라 좋아하는 것, 싫어하는 것, 숨겨진 문제, 오랫동안 잊어버렸던 신뢰, 그리고 이전에 전혀 듣지 못했던 것을 듣게 될 수 있다. 그리고 더 나아가 단순히 중재자와 내담자와의 연주가 진행되는 동안 내담자와의 감정이입적인 협동움직임을 통해서 기초적인 심리적 구조들을 탐색한다. 그리고 중재자는 내담자들의 일상에서 현실성을 경험하려 노력한다. 이 단계에서 먼저 전반적인 생활 방식이나, 대인관계 등등 내담자의 개인적이고 자서전적인 정보를 얻는 대화를 통한 최초 묘사가 이루어진다. 이후에 최초의 중재가 시작한다. 이때 즉흥연주가 이루어지는데, 내담자의 음악행위들이 관찰된다. 예를 들어 어떤 악기를 고르는지, 어떤 음악적인 행위가 이루어지는지, 연주 전, 연주 중, 연주 후의 모든 행위들을 관찰한다.

고통-능력의 단계는 중재활동을 위한 원칙을 묘사한다. 먼저 사람은 견딜 수 없다는 것을 받아들인다. 그리고 호소되는 고통은 내담자의 생활 방식과 상호관계 속에 있다는 것을 이해한다. 내담자가 잘 견딜 수 있는 것과 잘 견딜 수 없는 것 사이에 우리가 전체적으로 나타낼 수 있는 관계의 현실성과 그에 대한 관계가 펼쳐진다. 치료에 관계하는 내담자의 고통은 "내담자가 우울증에 고통받는다.", "내담자가 두통으로 고통을 받는다."처럼 전혀 간단하지 않다. 예술 그리고 중재는 고통, 경험, 참음, 견딜 수 있음 그리고 이들의 유도체와 관계한다. 또한 우리의 '견딜 수 있음' 그리고 '견딜 수 없음'과의 관계를 움직인다. 내담자의 설명할 수 있고 감지할 수 있는 고통 속에는 환자가 '잘 참을 수 있음', 환자가 '참을 수 없음', 환자에게 '불쾌한 것', 환자가 '기꺼이 견디는 것'이 숨어 있다. 견딜 수 있음 그리고 견딜 수 없음 속에 좋아하는 것 그리고 싫어하는 것, 아름다움 그리고 추함, 좋은 그리고 나쁨의 현실성이 세분화된다. 이를 통하여 방어된 것들은 더 이상 사용되지 않는다. 복합적인 감정결합은 끊어진다. 따라서 과도한 강조들, 편애, 기이함이 발생한다. 견디기 시도를 제한함에서 정신적인 것은 동시에 자신의 체험, 경험 그리고 실행 가능성에서 제한된다. 그리고 종종 필요 이상으로 많은 고통을 느낀다. 우리는 정신적인 것은 활동과 인내를 통해 중재될 수 있다는 것에서 출발한다. 그리고 우리는 우리의 일을 자가 치료의 구체적이고 방법적인 치료로 이해한다. 치료의 시작에서 이러한 단계와 함께 개인적인 중재 가능성의 복원이 중요하다. 여기서 묘사에서 획득된 재구성이 '견딜 수 있음' 또는 '좋아함'에 대한 이해의 방법적 모양을 제시한다. 의학적인 영역에서의 징후기 갖는 의미 대신에 중재의 개념을 가지고 여기서는 오로지 중재자와 내담자 사이의 내적주관적인 합일이 중요하다는 것이 강조된다. 견딜 수 있는 능력에 대한 문제는 중재의 초기에 나타난다. 비록 우리가 내담자의 총체적인 관점을 얻으려고 노력할지라도, 우리가 내담자의 견딜 수 있는 능력을 시작에서부터 또는 중재의 최조 단계에서 온전히 이해할 수 있을 것이라고 주장하면 안 된다. 오히려 우리는 견딜 수 있는 능력은 항상 점차로 중재에서 나타나게 된다는 것에서 출발한다. 어떤 현상의 형태 논리의 일반적인 수준에서 우리는 모양 형성의 내적조절에서 계속적으로 뒤따라가는 것처럼, 견딜 수 있는 능력은 방법적/체계적 발생/발달의 과정으로 펼쳐지게 된다. 때때로 우리는 어떤 것을 다른 것이 이루어지는 동안에 또는 된 후에 그리고 환자 스스로 자신을 이해하고 자신의 고통을 치료의 진행에서 항상 되풀이하여 변화되고 변화하는 표현들을 이해하는 것을 처음 이해한다. 특히 오래되는 치료들에서 고통이 점진적으로 자신의 다양한 차원에서 명백해진다는 것이 분명해진다. 치료의 시작은 항상 즉흥연주와 즉흥연주된 것을 듣는 것이다. 이를 기준으로 묘사집단의 기술(記述)이 이루어진다.

치료의 시작은 항상 즉흥연주와 즉흥연주된 것을 듣는 것이다. 이 단계에서 우리는 어떤 즉흥연주의 전체의 체험에 대하여 질문한다. 우리는 이러한 체험을 처음 청취에서 우리에게 발생한 그림들, 투사들, 역사들, 회상들, 인상들 그리고 반응들을 묘사하는 도움을 가지고 시도한다. 우리는 우리 안에 무엇이 드러나는지, 무엇이 공명 안에서 나타나게 되는지, 무엇이 우리에게 질병으로 나타는지, 무엇이 행동으로 나타나게 되는지에 주의한다. 이러한 첫 번째 단계에서 개별적인 체험이 연주로 나타나는 것이 설명된다. 우리는 이 개별적인 체험을 검사의 재료로 사용한다. 어떤 음악을 들은 후 환자가 어떤 묘사를 하는데 이것은 신뢰가 가지는 않는 것이지만 일단 실행할 수 있는 재료가 생긴 것이다. 그리고 전형 사전정보가 없는 묘사 집단이 필요한데, 이들에 의해서 환자와 치료사 간의 즉흥연주에 관한 묘사가 이루어진다. 묘사 작업의 목표는 경우의 이합집산을 통한 재구성이다. 묘사 작업은 음악중재적 진단 방법을 말한다. 여기서부터 계속적인 작업이 시작한다.

이 단계에서 치료사는 즉흥연주에서 총체(總體)의 체험을 질문한다. 중재자는 그림들, 투사들, 과거의 일들, 회상들, 인상들 그리고 반응들의 도움으로 묘사하는 것을 시도한다. 중재자들은 무엇이 중재자에게 견해나 감정이 드러나는지, 무엇이 공명화로 나타나게 되는지, 무엇이 중재자에게 전이되는지, 무엇이 중재자의 마음을 움직이는지, 무엇이 행동으로 나타나게 되는지에 주의를 갖는다. 이 첫 단계에서 개별적인 체험이 연주로 나타나는 것이 중요하다. 중재자는 이 개별적인 체험을 검사의 도구로 사용한다. 묘사에서 주제, 그림, 제목을 물어보는 것은 도움이 될 수 있다. 검사의 최초 단계는 대답을 이끄는 것이 아니라 질문을 이끄는데, 이후 단계에서는 최초 단계의 '무엇'의 특징이 '어떤'에 관하여, 즉 내적조절에 관하여 묻는 것이 가능하다. 이러한 질문하기는 우리가 반복되는 청취를 통해서 구성 요소들에 주의할 때,

음에서 음으로의 음악이 점차적으로 드러나는 것에 주의할 때 두 번째 단계에서 뒤따라 나온다. 동시에 이 두 번째 단계는 첫 번째 단계의 조절 그리고 적용에 관계한다. 내담자는 중재자와 함께 연주하는 것을 수동적으로 시작한다. 내담자는 자신의 연주가 중재자의 연주와 함께 혼합될 때 체계적(조직적. 계획적)으로 자신의 연주를 중단하는 것이 관찰된다. 중재자의 음악이 사라진 상태에서 그리고 중재자의 협주가 시도되는 경우 자신의 개별적인 연주가 갑자기 중단되었을 때 내담자가 연주함으로써 내담자는 동시적인 연주를 피한다. 여기서 내담자는 전체적으로 엄격하게 진행한다. 내담자는 혼합 없이 어떤 연주를 고집한다. 각자는 혼자서 나타난다. 내담자는 거리를 둔다. 불규칙적인 쉼들은 빠르게 불균형에 빠진다. 내담자는 중재자와 마찬가지로 약간의 음들을 연주하는데 도달한 후와 기다린 후에 내담자는 중재자의 음들을 모방하기 시작한다. 이것을 통해 내담자가 개별적인 것을 아무것도 들을 수 없는 것이 아니라, 오히려 중재자가 '어떤 것을 생산하는 역할'을 넘겨주는 상황이 발생한다. 내담자가 각각 언어상으로 모방했던 중재자의 개별적인 악구들에 따라서, 중재자는 자신의 입장에서 내담자를 모방하는 것을 시작한다. 내담자는 여기서 이러한 것을 인지하고 다시 새로운 음들을 얻는 것을 시작한다. 이러한 단계를 통해서 이미 초기 청취에서 발생했던 혼란은 보다 가까운 귀 기울임에서 누가 여기서 어떤 것을 생산하는지에 대한 경쟁으로 분명하게 된다. 이것은 사실상 반영을 갖는 숨바꼭질로서 이해된다.

## 따라 하기(Methodisch-Werden/methodifying)

어떻게 내담자가 음악과, 중재자와, 전체적인 중재적 상황과 교류하는가 하는 문제에 따라 '따라 하기'가 제시된다. Methode는 원래 (누구의) 뒤를 따라가다. 추적하다. 전념하다를 의미한다. 여기서 내담자는 '따라 하기'의 도움으로 생활 방식의 내적구조에 관한 그리고 내재된 갈등에 관한 어떤 것을 경험으로 가져가는 것을 시도한다. 기본적으로 내담자들은 중재적 상황에서 똑같이 '따라 하기'를 가지고 자신들의 일상에서처럼 활동한다. 이러한 자가 치료의 형태는 내담자들이 중재적 상황에서 경계들을 적게 경험하면 할수록 더 많이 볼 수 있다. 중재자는 대화에서 그리고 음악적인 즉흥연주에서 내담자의 자극에 대해, 형성된 집단 형태에 관계해서 이끌어져야 한다. '따라 하기'를 방해하지 않는다. 계속적인 진행에서 듣기, 이해하기, 함께 연주하기와 병행해서 '따라 하기'는 중요하다. 어떤 일정한 이합집산을 통한 구조는 정신적인 것의 생산물들을 형태화하고 조직화한다. 내담자는 치료적인 상황을 어떤 상응하는 '따라 하기'를 가지고 형태화하는 것을 시작한다. 여기서 내담자의 생활 방식 그리고 이들의 문제들을 경험된다. 조직화되기는 관계관점, 갈등처리, 증상처리, 치료적 기법 등등의 범주화로 이해되지 않는 정신적인 활동들로 나타난다. 이러한 관점은 정신분석에서 전위관계의 생성으로, 무의식적인 연출로 그리고 저항의 모양 안에서 특별한 방어기제의 생성으로 알려진 것을 포함한다. 설명 그리고 침묵, 음악적 형태형성의 모양 형성 그리고 표현, 어떻게 음악 그리고 언어 사이에 중계(과도전위)들이 사용되는가, 어떻게 내담자는 중재자와의 관계를 체험하고 형태화하는가가 중요한 질문이다. 전이 그리고 역전이의 중재적 사용 그리고 상호관계는, 외부로 표현된 이해 가능성의 사용은 이 단계에 속한다. 기본적으로 중재자는 내담자의 이러한 '따라 하기'에 대해서 제지하지 않는다. 여기서 음악을 묘사하고 분석하는 서술을 이끈다. 정보들이 서로서로 맞물려 협력한다. 중재는 서로서로 맞물려 협력하는 것이다. 즉 어떤 합의를 상호보완 그리고 상호합의를 통해 도출한다. 그리고 나선형 구조의 발달이 실행된다.

중재자의 방법적인 진행은 우선 언어세계 그리고 음악적인 연주세계 사이를 중재하는 시도에 있다. 내담자는 자신의 입장에서 '좋다－나쁘다'의 계통결합에서 분열의 방식과 그리고 말하기에서 어떤 중재에서 발생한 불안한 체험을 만난다. 이러한 짧은 '따라 하기'에서 정신적인 결합의 찢어짐 그리고 두 반대 부분들의 극대화가 실현된다. 우선 연주된 것이 좋았는지 또는 나빴는지에 대한 모든 의심 그리고 동경의 어떤 세세한 평가를 가지고 답한다. 새로운 각성이 일어난 것이다. 치료사는 자신의 입장에서 연주된 것이 그림들 또는 간단한 중재 진행들을 묘사하는 동안에 어떤 다른 연결 가능성은 제시하는 것을 시도한다. 중재자가 대화의 주제 또는 구조를 연주로 만드는 동안, 반대 방향으로 어떤 이동은 시도된다. 그래서 예를 들어 자신의 질서구조의 기본 구조를 어떤 두 부분의 음악 작품의 모양적인 형태화로 다시 찾는다. 연주 후에 재차 좋은 것과 나쁜 것을 찾게 된다. 좋은 것 그리고 나쁜 것으로의 비인격화된 귀속의 피난처에서 동시에 슬픔, 고독, 두려움 같은 금기시된 주제들이 동시에 연주에 나타날 수 있다. 자신이 연주한 음악이 녹음된 것을 듣는 것은 종종 회상에서 떠오르는 어떤 분위기를 만든다. 이는 우리가 음악중재에서 내담자의 자가 치료를 내담자가 음악, 우리 그리고 총체적인 중재적 상황을 다루는 것을 통하여 가깝게 인식한다는 것에서 주의 깊게 만든다.

어떤 일정한 구성(Konstruktion)이 정신적인 것의 생성들을 형성하고 조직하는 사고는 내담자가 치료적인 상황을 어떤 일정한 체계를 가지고 형태형성하는 것을 시작한다는 것을 포함한다. 이러한 방법이 환자가 갖는 고통의 기초라고 보이는 그리고 내담자의 생활에서 형성된 똑같은 흐름들을 따르기 때문에 우리는 내담자의 문제 그리고 생활 방식의 내적구조를 경험한다. 이러한 관점은 우리가 정신분석에서 전이관계의 생성으로, 무의식적인 표출로서 그리고 저항들의 모양 안에서 특별한 방어기제들의 생성으로 인식하는 것을 포함한다. 이것은 침묵 그리고 설명, 음악적 형태화의 모양 형성 그리고 표현의 특별한 방식으로 나타난다. 이러한 방식은 내담자가 음악 그리고 언어 사이의 전환을 적용한다. 우리는 내담자에게 자신의 체계적 발달을 방해하지 않는다. 이러한 방해는 우리가 중재자로서 이미 계획을 갖는다는 것, 우리가 내담자의 무엇에 관해 중재에서 말해야 하는 일정한 심상을 갖는다는 것, 어떻게 내담자가 말해야 하는지, 어떻게 내담자가 세상을 보는지, 어떻게 내담자가 세상을 느끼는가 하는 것 들이다. 음악에서 내담자의 체계적 발달은 합주, 결국 자극에서 일어난다.

중재 상황 자체에서 체계적 발달의 3번째 관점이 나온다. 우리의 경청, 합주, 해석, 우리의 언어적 그리고 음악적 중재들이 내담자에게 치료의 진행에서 가능하다는 것이 여기서 형성된다. 서로협력하기의 의미는 우리가 내담자와 함께 즉흥연주하는 것을 위한 기초이다. 왜냐하

면 치료적 관계의 서로 협력하기 그리고 이들의 변화잠재력은 음악에
서 실행되기 때문이다.


## 다르게 되기(Anders-Werden/Changing)

지금까지의 생활 방식의 변화를 말한다. 여기서는 전환점이 중요하
다. '고통 참는 능력'의 오랜 형태들에 관계해서 변화들을 인식할 수 있
는가? 어떤 방향에 거기에서 드러나는가? '다르게 되기'는 환자의 변
화된 체험을 나타낸다. 전이와 역전이에서 변화를 말한다. 중재의 결
정적인 전환점으로 깨달음을 통한 변화가 나타난다. 갈등들의 변화
들, 구조 변경들 그리고 어떤 변화된 체험 그리고 세상에 대한 어떤 새
로운 시각의 생성을 의미한다. 이 '다르게 되기'는 증상의 사라짐 또는
최소화됨을 표현한다. 더 나아가 생활 방식의 변화를 말한다. 변화된
체험, 문제나 증상에 대한 새로운 관점, 음악적 형태화의 새로운 유형,
변화된 설명 방식을 나타낸다. 정신분석의 의식화로 나타나게 된다.
따라서 문제점과 증상에 대한 새로운 관점이 중요하다. 여기서 구조의
변형은 언어와 관계하는 것이 아니라 음악적인 즉흥연주에 관계한다.
달라짐의 세 번째 관점과 함께 치료의 결정적인 전환점은 통찰로 옮겨
가야 한다. 여기서는 변화되는 체험에서, 개별적인 문제에 대한 새로
운 관점에서, 음악적 형태화의 새로운 방식에서 또는 변화된 설명 방
식에서 나타날 수 있는 다루어지는 생활 방식의 구조변화 그리고 변화
들이 중요하다. 달라짐의 순간들은 '아하-체험'과 같은 경탄의 느낌과

함께한다. '다르게 되기'는 정신분석에서 무의식이 되는 것으로 나타나고 동시에 이러한 중재적 의미를 위한 기준이 될 수 있다는 것에서 실행된다. 구조(Konstruktion)의 변형들은 언어와 연관이 없다. 구조의 변형들은 음악적 즉흥연주들에서 실행될 수 있다. 합주하는 중재자는 이를 인식하게 된다.


## 실행(Bewerkstelligen)

실행이란 중재와 일상 사이의 중계이다. 전혀 어떤 결정적인 문제 극복을 묘사하지 않는 어떤 넘어가는 형태를 말한다. 새로운 상태로의 변화 성격을 갖는다. 중재에 관해서 다음과 같은 질문이 중요하다. 내담자 또는 내담자 집단이 중재에서 무엇을 변화시킬 수 있는가? 예를 들어 음악으로, 중재적 상황에서 중재자와의 대화로 무엇을 변화시킬 수 있는가? 여기에 대한 대답은 내담자의 지금까지의 생활 방식의 변화로, 불합리함을 갖는 변화된 교류로 나타난다. 내재화된 형태불합리는 폐쇄적이지만, 그럼에도 불구하고 개방된 경향을 갖는다. 어떤 공동의 작품이 생겼는지 안 생겼는지, 어떤 것이 효과적인 것으로, 그리고 이와 함께 사실로서 나타나는지에 대한 질문이 중요하다. 음악은 정신적인 것에 실행의 예술적 실현 가능성들을 사용한다. 실행하기는 결정적인 형태의 방법이다. 예술에서 이것은 작품이다. 결정적인 형태는 또한 폐쇄와 개방의 모순적인 경향을 통해서 행동 속에 있다. 음악은 변형, 변화될 수 있음을 통해서 작품이 가능하다. 실행하기는 우리에게 환자가 치료 안에서 다른 것을 만드는 것을 나타낸다. 실행은 정확히 내부적인 변화가 작품으로 나타나는 융합과 차이의 유형을 의미한다. 실행하기는 문제들, 증상들 또는 유아기의 극복을 의미하는 것이 아니다. 오히려 개별적인 역사성, 재료적인 그리고 집단적인 상황들 그리고 일상의 평범한 그리고 우연과 함께하는 중재의 공동적인 작품을 통해서 변화된 교류를 의미한다. 구체적인 행동으로 변환되는 활동에서 육체적인 체험, 즉 증상, 일상에서 변화된 체험, 행동으로 변환되는 것이다. 우리는 실행하기를 중재와 일상 사이의 연쇄로 이해한다. 여기서 실행하기는 문제들, 증상들 또는 미성숙의 극복은 의미하는 것이 아니라, 된 상태, 요소적 그리고 집단적인 상황, 일상의 평범 그리고 우연과 함께 공동적인 중재 작품을 통해서 변화되는 교류를 의미한다. 중재의 결과는 항상 계속적으로 움직인다. 효과적인 것으로, 그리고 이와 함께 현실로서 증명되는 공동의 작품이 만들어졌는지, 안 만들어졌는지가 중요하다. 음악은 정신적인 것에서 지극히 예술적인 실행의 가능성들을 사용한다. 음악은 사람들이 어떻게 모순적인 것에 관여할 수 있는지 그리고 관여해야 하는지, 어떤 방법들을 통해서 사람들은 막힌 것을 다시 움직이게 하는가. 그리고 어떻게 사람들은 반론들은 서로서로 관계하는가를 나타낼 수 있다. 실행하기는 발생하는 형태를 향한 길이다. 발생하는 형태는 다시 모순적인 경향을 통해 움직임이 된다. 이를 통해서 작품은 변형되고 변화되는 것이 가능하게 된다.

# 참고 문헌


김성기. (2012) : 음악 그리고 음악치료. 지식공감

Drewer, M. (2000) : Gestalt-Ästhetik-Musiktherapie. Argumente zur wissenschaftlichen Grundlegung der Musiktherapie als Psychotherapie. LIT-Verlag

Geothe, J. W. (1987ff) : Das naturwissenschaftliche Werk. Deutscher Klassiker Verlag

Niedecken, D. (1993) : Namenlos. Geistig Behinderte verstehen. Piper.

Salver, W. (1986) : Morphologie des seelischen Geschehens. Bouvier

(1980) : Konstruktion psychologischer Behandlung. Bouvier

(1982) : Wirkungseinheiten. Bouvier

Schulte, A. & Tüpker, R. (2006) : Tonwelten : Musik zwischen Kunst und Alltag. Psychosozial-Verlag

Steiner, R. (1992) : Goethes naturwissenschaftliche Schriften. Verlag Freies Geistesleben.

Thiel, E. (2001) : Tonarten, Spielarten, Eigenarten. Vandenhoeck & Ruprecht

Tüpker, R. (1996) : Ich singe, was ich nicht sagen kann. LIT

(2001) : Morphologisch orientierte Musiktherpie. In : Schulen der Musiktherapie, Decker-Voigt, H.-H. Ernst Reinhardt Verlag

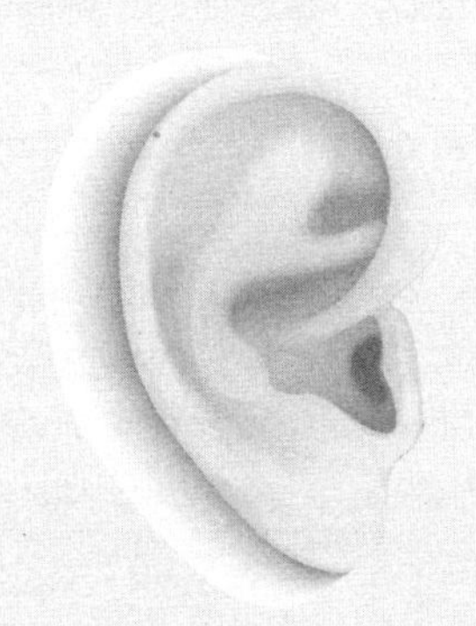